瘦手臂的香肩美人瑜伽操

甩肚肉、手臂粗、腰酸背痛，
从肩胛骨运动开始！

（中国台湾）瑜伽达人　羽暄 著

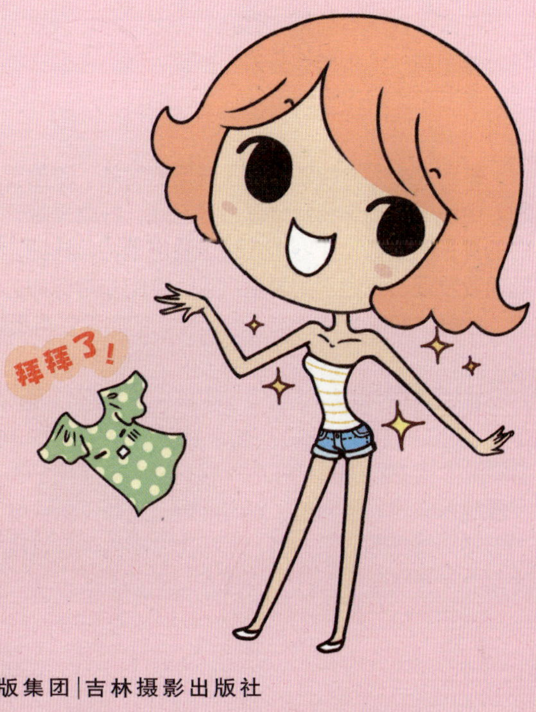

吉林出版集团|吉林摄影出版社
·长春·

找回失去已久的健康美丽体态

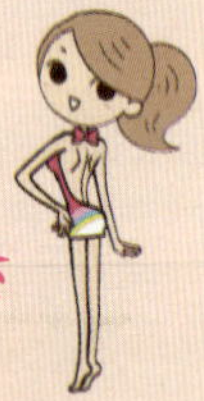

很荣幸也非常开心，可以有这样的机会和大家再一次分享瑜伽带给我的美好，继《拉筋瑜伽物语》后，我收到了很多读者和新学员的回应，他们没有想到原来瑜伽是可以那么容易上手，也让很多不敢接触瑜伽的读者们克服了对瑜伽的恐惧，跨出了亲身体会它的第一步。

一直记得某位同学的课后分享，他说其实今天在公司过得很不开心，工作上的压力，同事间的纷争等，真的让他快喘不过气来了，来教室的路上还一度想要逃学。还好最后他还是选择乖乖地来上课，一堂瑜伽课，安抚了他那纷乱的情绪，让他可以用不一样的心情去面对现实的考验，好像吃完一块巧克力蛋糕，拥有甜甜的满足感。原来开心、满足是那么容易，说着说着他的眼眶还红了起来，后来给了我一个大大的拥抱，轻轻地对我说：“羽暄老师，谢谢你让我学会倾听身体的声音，让我和自己的身体对话，谢谢你。”

在每一次练习瑜伽的过程中，大家都学会慢下脚步，开始聆听自己身体的声音；开始尊重每一个个体；开始不比较、不伤害、不勉强；开始懂得尊重自己和别人，这是一件多么美好的事情啊。

看到大家因为瑜伽减缓了长期的疼痛，改善了脊椎侧弯、长短脚、骨盆歪斜等问题，更有许多同学与我分享：“老师，好奇怪哦，我的体重没有太大的改变，但是所有的裤子都变松了，身型线条也变得柔和、纤细，这……这……这真的是太神奇了！而且我发现，我也不太爱生气了，真的非常奇妙。”没错！这是瑜伽给我们的附加礼物，让身体变得柔软之余，也让我们的心灵变得柔软。

肩颈酸痛可以说是酸痛排行榜的第一名，而“粗手臂”、“鲔鱼肚”则是“体态杀手”中的并列第一名。一整天坐在计算机前面、固定姿势和不良体态就是造成酸痛、手臂及上背肥胖的主要原因，在这本《瘦手臂的香肩美人瑜伽操》中，我们用最浅显易懂的方式让大家清楚了解肩胛骨对人体的重要性。每天 5 分钟的练习，通过伸展和训练肩胛骨周围的肌肉群，让体态变得修长且美丽，更能有效预防和治疗酸痛，希望能帮助大家找回失去已久的健康与美丽体态。

羽暄

目录

前言　一起拥有健康的天使翅膀吧！

4　一起拥有健康的天使翅膀吧！（漫画篇）
6　你的肩胛骨健康吗？
8　原来是你的生活习惯，让肩胛骨越来越歪斜！
10　肩胛骨失衡造成的酸痛问题
11　肩胛骨失衡造成的体态问题
12　肩胛骨瑜伽启动身体健康的 4 大攻略
13　软化放松攻略 1 软化僵硬无比的肌肉
14　归位固定攻略 2 固定松散的骨骼
15　定型锻炼攻略 3 让身体记忆正确的架构
16　高效率呼吸攻略 4 提升含氧量的 3D 呼吸法
17　3D 呼吸法步骤说明
18　别怀疑！“硬背人”可能就是你！
20　专栏 1　一起来测试，看看你是用哪种方式呼吸？

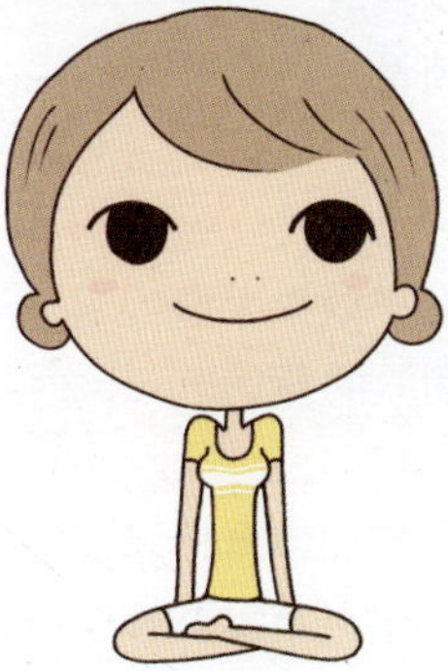

Part 1 瘦肚子、美胸，和腰酸背痛说再见，从肩胛骨开始！

2 肩胛骨是身体活动自如的关键
4 先搞懂肌肉分布的位置，你才能“对症下药”！
6 动动背部，一起感受肩胛骨的存在！
7 6个简单动作，看你的肩胛骨有没有“生锈”！？
10 如何快速看出肩胛骨的正确位置？
12 不良的肩胛骨形态
14 颈椎与肩胛骨的密切关系
15 脖子也会长骨刺
16 脖子后的一坨肉，总是困扰着我！
17 2个简单动作，改掉你“伸脖子”的习惯
18 随时下压肩胛骨，可永远摆脱酸痛困扰！
19 5大肩胛骨运动
24 专栏2 肩胛骨也会影响心情和食欲？！

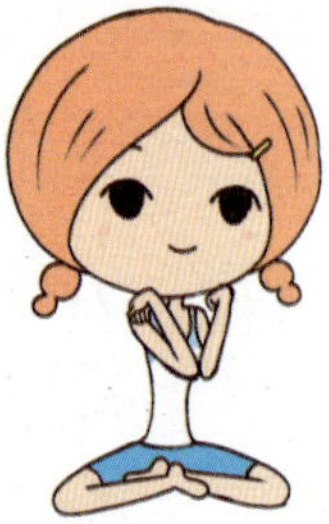

Part 2 动一动肩胛骨，让身体更美丽！

26 肩胛骨与骨盆相互牵引，2个月就能53kg→45kg！
28 9大骨盆瑜伽
37 “粗手臂”+“宽肩膀”的宿命，看起来就是胖？！
41 赶走硬肌肉，你也可以变成“香肩美人”！
42 打造若隐若现的性感锁骨！
43 流汗也是变美的秘密哦！
43 解冻瑜伽做了会流汗・拉长肌肉的简单动作！
49 肩胛骨越有力量＝瘦肚子效果大增！
50 再见了，充满“脂肪团”的背！
51 驼背让你看起来老10岁！
52 背部力量提升！ 3个动作让你重拾漂亮腰线
54 专栏3 稳定核心肌群，会有意想不到的美丽效果！

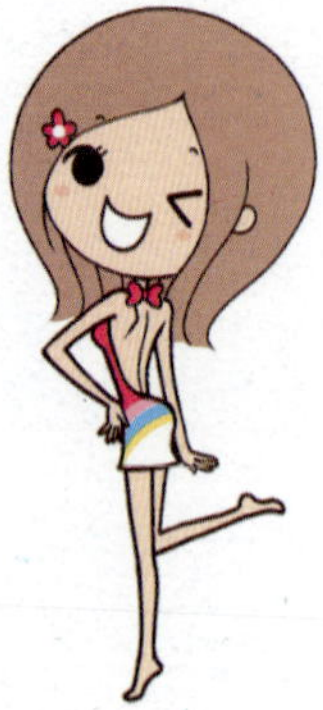

Part 3 雕塑最难瘦的部位，就做肩胛骨瑜伽！

56 厚肩膀・脖子赘肉
60 锁骨一高一低
64 “拜拜袖”・手臂粗壮
68 圆肩・肩膀肌肉失衡
71 虎背・胸闷・驼背
74 胸部下垂・胸部外扩
77 脊椎侧弯・长短脚
80 高低肩・背部僵硬疼痛
83 手臂痛・双手无力
86 陈年肩痛・肩周炎
89 落枕・转头会痛
92 双手酸麻・肩关节“生锈”
95 腰酸背痛・耸肩会痛
98 肩胛骨膏肓痛
101 头痛・头重・颈椎骨刺
104 肩胛骨刺痛・下背痛

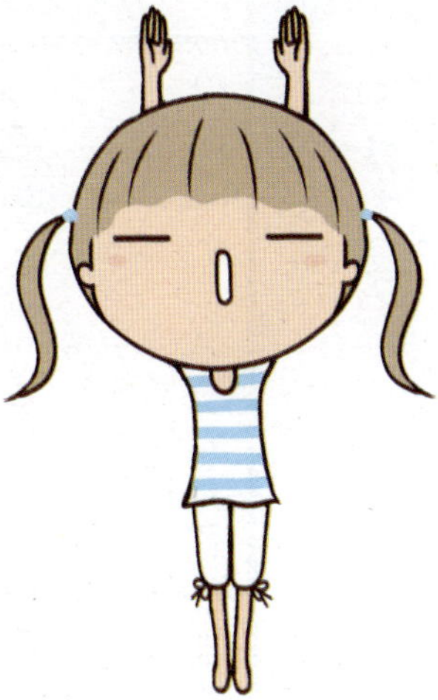

Part 4 天天都是肩胛骨美人！

108 生活再忙碌也要变美！找时间去踩踩草皮，放放电吧！
109 硬肩消除！赶走肩背淤气，软化肌肉！
112 真的很好！学员们的真心分享！

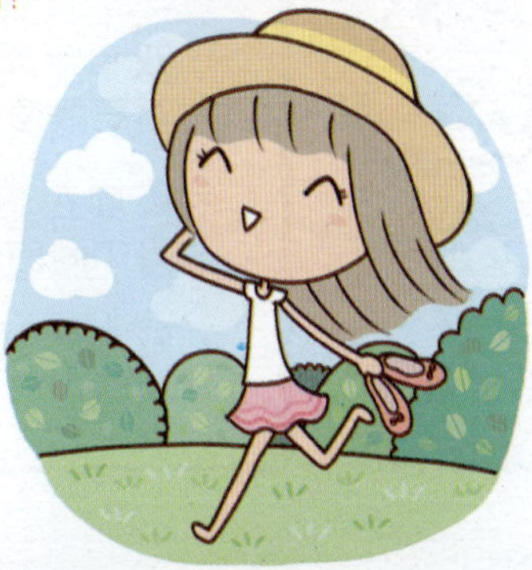

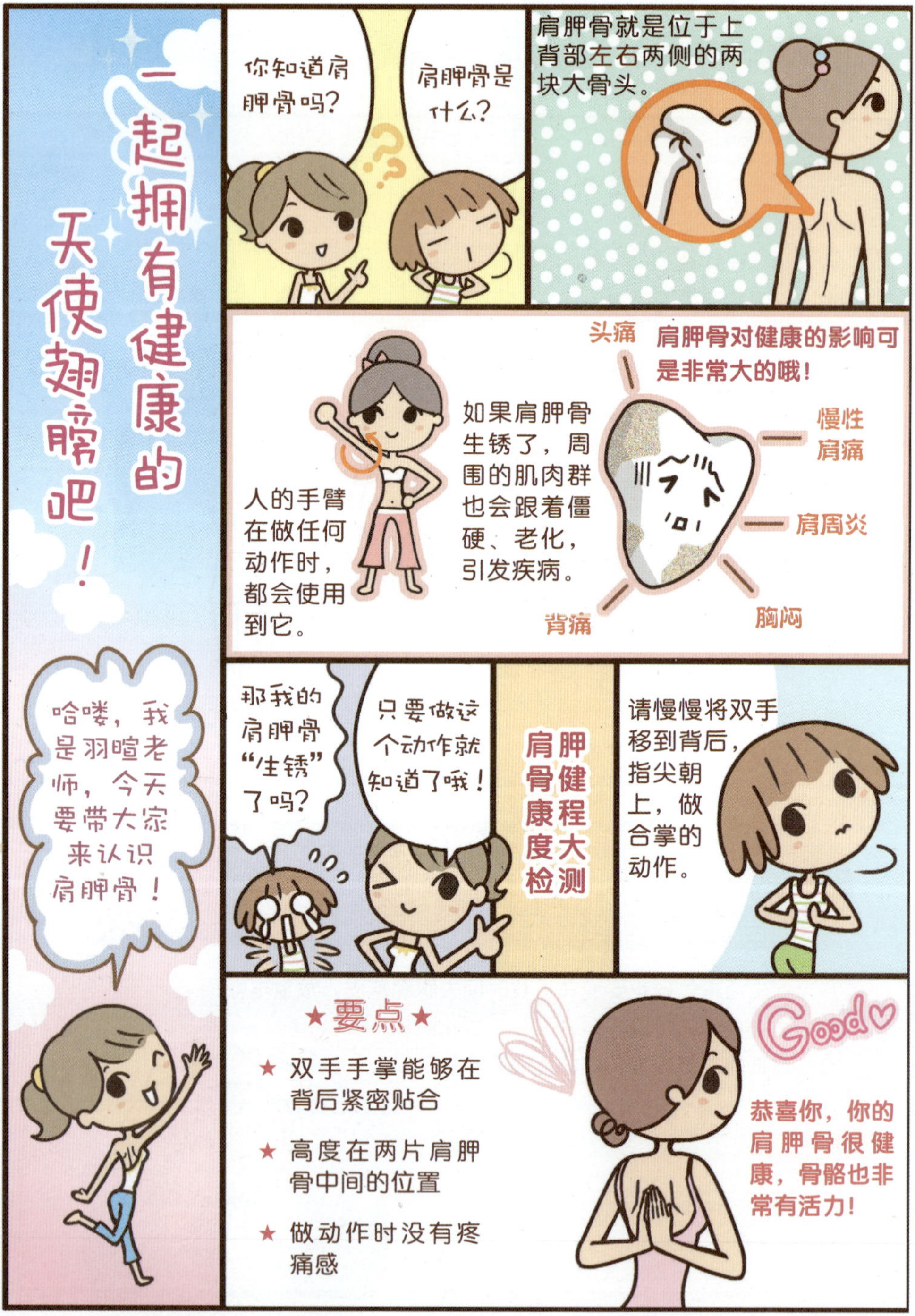

一起拥有健康的天使翅膀吧！
哈喽，我是羽暄老师，今天要带大家来认识肩胛骨！
你知道肩胛骨吗？
肩胛骨是什么？
肩胛骨就是位于上背部左右两侧的两块大骨头。
肩胛骨对健康的影响可是非常大的哦！
人的手臂在做任何动作时，都会使用到它。
如果肩胛骨生锈了，周围的肌肉群也会跟着僵硬、老化，引发疾病。
头痛
慢性肩痛
肩周炎
胸闷
背痛
那我的肩胛骨"生锈"了吗？
只要做这个动作就知道了哦！
肩胛骨健康程度大检测
请慢慢将双手移到背后，指尖朝上，做合掌的动作。
★要点★
★ 双手手掌能够在背后紧密贴合
★ 高度在两片肩胛骨中间的位置
★ 做动作时没有疼痛感
Good
恭喜你，你的肩胛骨很健康，骨骼也非常有活力！

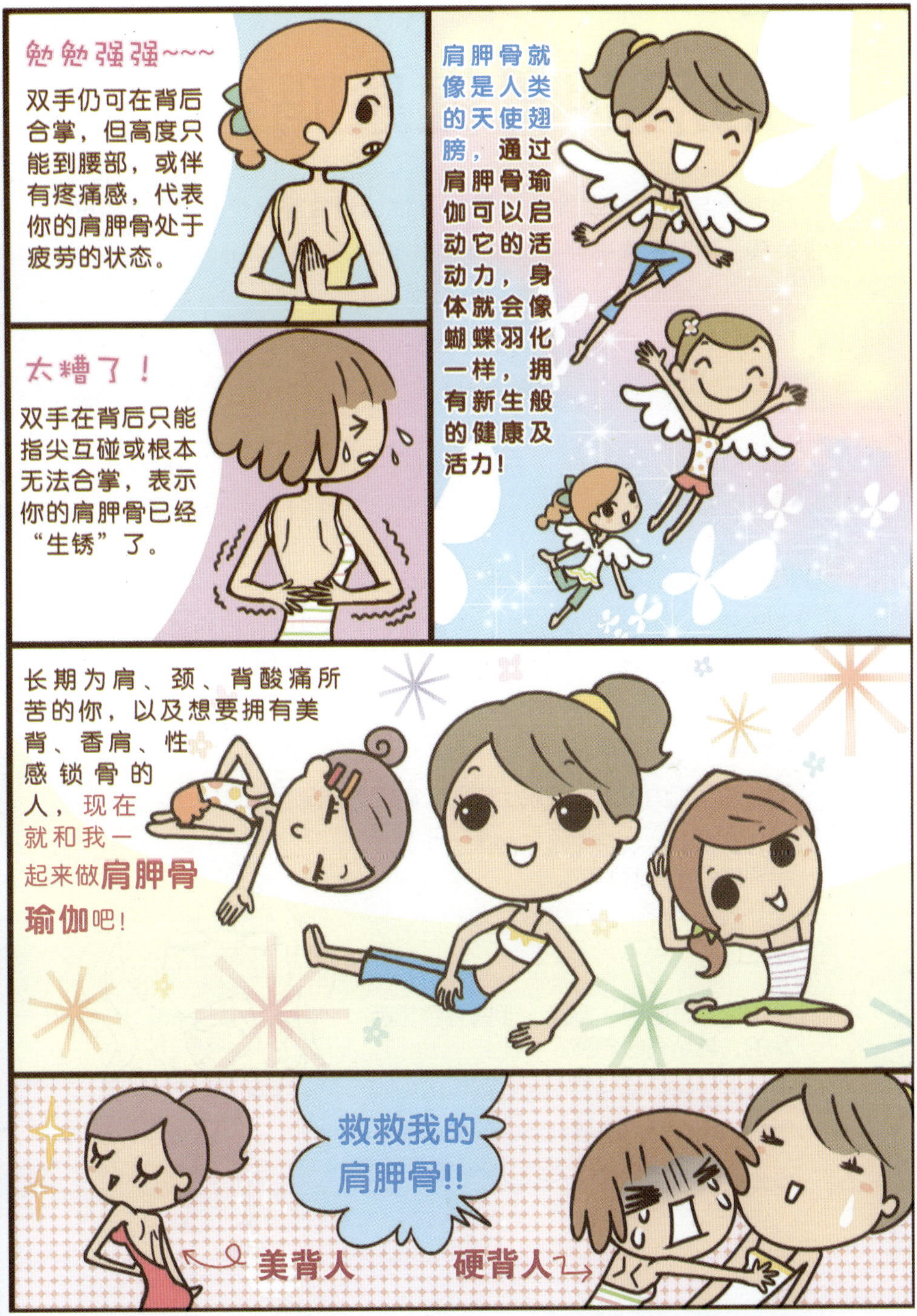

勉勉强强~~~
双手仍可在背后合掌，但高度只能到腰部，或伴有疼痛感，代表你的肩胛骨处于疲劳的状态。
肩胛骨就像是人类的天使翅膀，通过肩胛骨瑜伽可以启动它的活动力，身体就会像蝴蝶羽化一样，拥有新生般的健康及活力！
太糟了！
双手在背后只能指尖互碰或根本无法合掌，表示你的肩胛骨已经“生锈”了。
长期为肩、颈、背酸痛所苦的你，以及想要拥有美背、香肩、性感锁骨的人，现在就和我一起来做肩胛骨瑜伽吧！
救救我的肩胛骨!!
美背人
硬背人

你的肩胛骨健康吗？

肩胛骨与颈椎、锁骨、手臂、脊椎、骨盆等部位有非常密切的连带关系，稍后在本书会详细说明。如果出现小腹凸出、锁骨一高一低、肩颈酸痛等问题，建议你可以先把重点放在“肩胛骨的活动度”上，利用肩胛骨瑜伽来改善这些症状，运动之前，请先自我检测肩胛骨的健康指数！

开始

如果出现以下症状，请在 □ 内打“✓”

- □ 双手无法举高到耳朵旁边，举到某一个高度时，肩膀就会酸软无力。
- □ 双手高举或是将手臂弯曲90度平举到与肩膀同高时，肩膀有刺痛感。
- □ 双手往后扣内衣或是穿脱上衣时，肩膀很痛甚至无法转动。
- □ 用计算机时，或是无缘无故的，手掌和手臂就会觉得麻麻的。
- □ 转头时脖子及肩膀处非常疼痛，好像落枕一样。
- □ 每天早上睡醒时，肩膀、手臂会感觉麻麻的，甚至有酸痛感。
- □ 习惯性头痛，尤其到下午时段，疼痛范围会从肩胛骨内侧蔓延到后脑勺周围。
- □ 常常感到背痛。

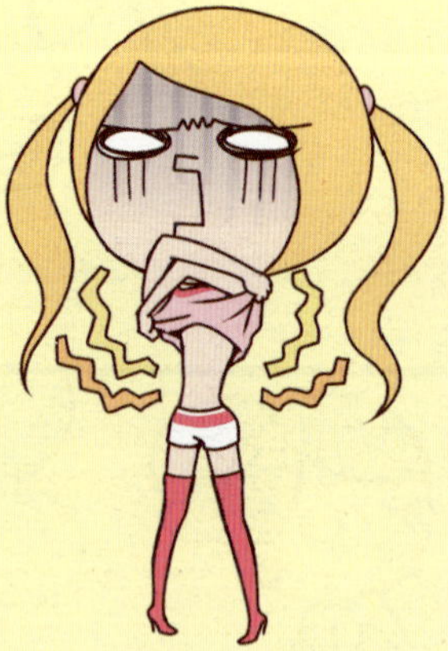

- □ 脖子后面有一道折痕。
- □ 触摸连接脖子及肩膀处的部位时，感觉鼓起来一大坨软软的肉。
- □ 手臂、肩膀及背部的线条很粗壮。
- □ 身体并不是很胖，但是线条总是松松垮垮的。
- □ 很容易感觉到疲惫，时常带着倦容。
- □ 有驼背体态，偶尔会胸闷、呼吸不顺畅。
- □ 上肢的活动度受限制，搔背、拿东西时都有一种很僵硬的感觉。

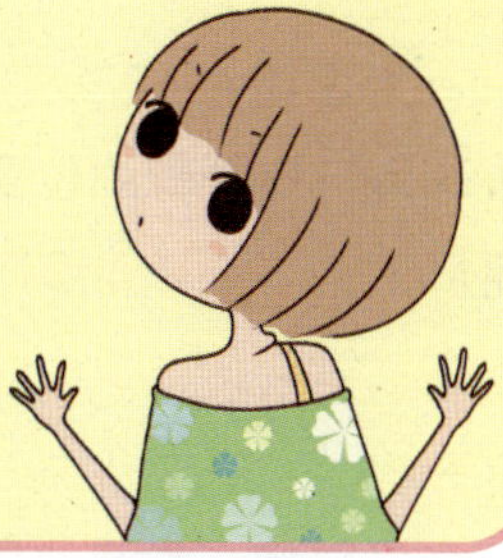

结果

0项

恭喜你！你一定拥有正常运动的好习惯，平日生活也很规律，因此肩胛骨非常健康，身体也非常良好，是年轻的18岁状态，请继续保持哦！

1~5项

你的肩胛骨平时没有什么大问题，但只要一熬夜或是工作劳累，就会出现肩、颈、背酸痛的问题，记得每天做肩胛骨瑜伽10分钟，肩胛骨才不会“生锈”哦！

6~10项

糟糕喽！你的肩胛骨开始老化了，因为繁忙的工作，更容易让平时少动的肩胛骨出现问题，一定要养成每天做肩胛骨瑜伽的习惯，生活作息也要开始调整喽！

11~15项

你的工作一定非常劳累，平日是不是就常常有肩酸、颈痛的困扰呢？注意你的肩胛骨已经在求救喽！若长期无法改善，建议尽快咨询医生治疗，以免情况继续恶化！

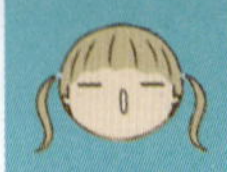

原来是你的生活习惯，让肩胛骨越来越歪斜！

大家听说过“肩胛骨 = 天使翅膀”的说法吗？有一种浪漫的说法认为，肩胛骨的位置刚好是当人类还是天使时，所留下的翅膀痕迹呢！正因为肩胛骨是平时最不容易运动到的部位，所以当你觉得腰酸背痛，或是上半身太粗壮时，容易忽略是肩胛骨出了问题。

这时候，你真正需要做的，便是放松肩胛骨及周围的肌肉，趁此机会，唤醒沉睡在你背后的肩胛骨，启动肩胛骨的活动力，身体就会像蝴蝶羽化一样，拥有新生般的健康及活力！

肩胛骨附近聚集了许多肌肉群，这些肌肉就像是“吊带”，将腹部与背部肌肉向上拉提，防止骨骼歪斜。但是不当的姿势与生活习惯，如驼背、长时间办公等，会让肩胛骨周围的肌肉变得僵硬，造成骨骼歪斜，进而导致肌肉萎缩，出现肩、颈、背酸痛的毛病。因此让肩胛骨及肌肉放松，经常活动肩胛骨附近的肌肉，便可摆脱全身酸痛的宿命。

从肩膀也可以看出你的健康状况。不论是走路或是站立时，两边肩膀保持水平，才是最理想的体态。如果肩膀高低不一，容易出现肩胛骨歪斜和脊椎侧弯等情形，这样的歪斜更会因为每个人的生活状态或职业因素而产生不同的疾病和症状。

大多数女生喜欢背单肩包，当你背着时尚单肩包的时候，你的肩胛骨已经开始有歪斜的危险了！因为背包的重量落在单边肩膀，肩膀必须要不停往上提，才能防止包滑落，肩膀长时间的提高、出力就是造成肩胛骨歪斜的主要原因。

工作状态及内容都是长期单边作业的族群要特别注意的，老师长时间高举手臂在黑板上写字，彩妆师和牙医也都是长时间地使用右手并且弯曲躯干，长期下来，单边的肌肉不正常且持续地被拉长，骨头的位置自然也会随之变形，不但会影响到外在体态，身体的内脏器官更是隐藏着许多危机。

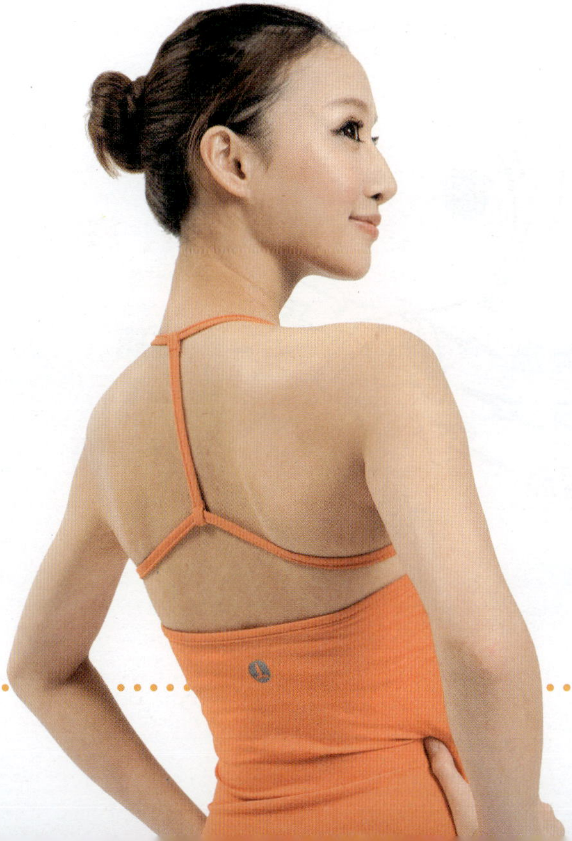

> 肩胛骨失衡造成的**酸痛**问题

肩胛骨就像两片翅膀一样平贴在我们的背上，如果你总是重复地使用一边，姿势又不正确，自然会因为过度不正常地使用而产生变形危机，带来许多酸痛问题，如背痛、头痛、手臂酸痛等。要改善疼痛的状况，除了要放松肩胛骨周围的肌肉外，更要平均训练背部的肌肉，让肩胛骨恢复到原来的位置上，才可以从根本上解决肩胛骨疼痛的问题。

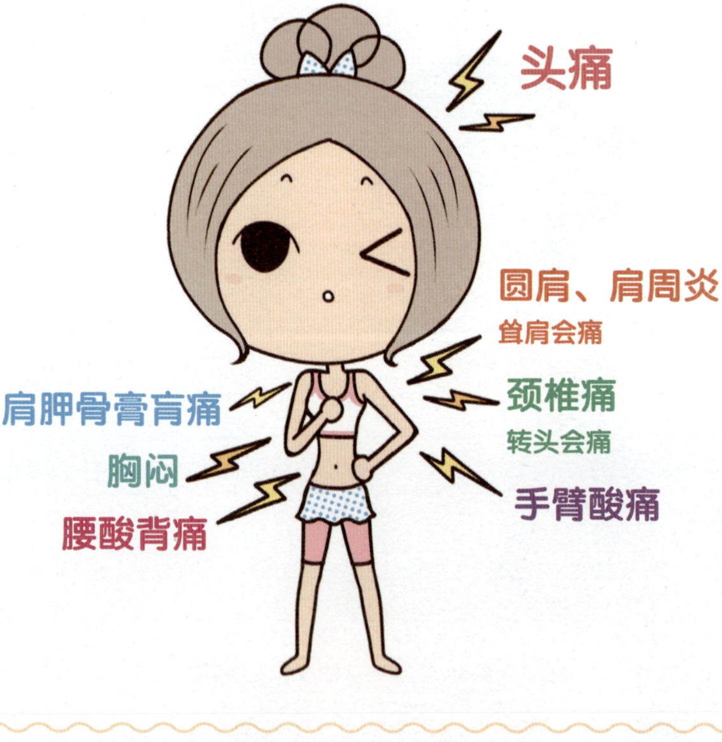

> 肩胛骨失衡造成的**体态**问题

如果肩膀高低不一，容易出现肩胛骨歪斜、脊椎侧弯等问题，更会因为每个人的生活状态或职业种类而产生不同的疾病和症状。工作状态是长期单边作业的族群需要小心，长此以往，单边的肌肉长时间被迫拉长，骨头的位置自然也会发生改变，这不但会影响到外在的美观，还会影响到内脏器官。

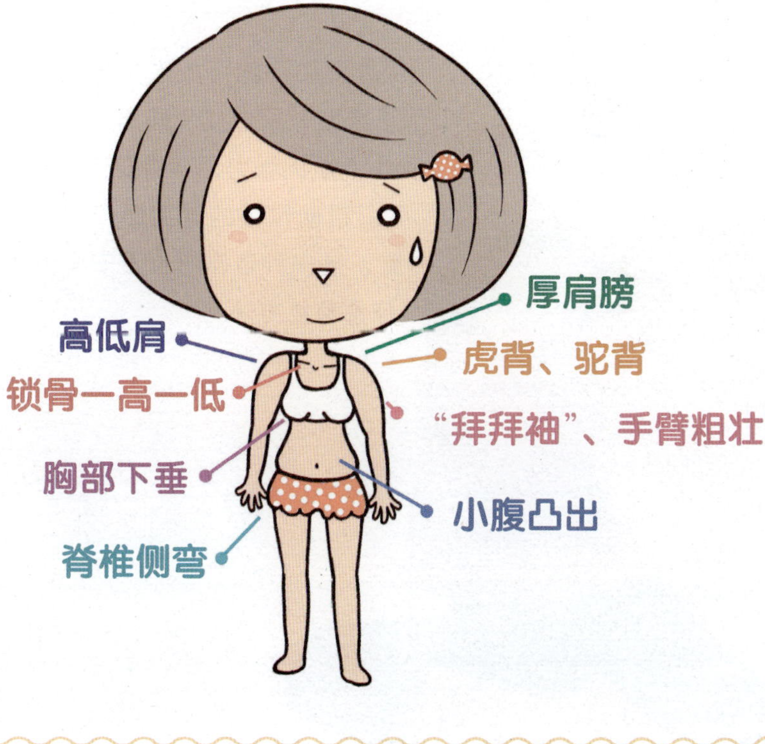

肩胛骨瑜伽启动身体健康的4大攻略

如果感觉疼痛，大多数的人都会使用膏药或喷剂，但都只能暂时舒缓当下的疼痛，并不是治本的方法。如果你的膏药已经贴了好长一段时间，但是疼痛问题仍不见改善，这时要注意你的肩胛骨或许已经移位了。错误的姿势及生活习惯会造成酸痛，所以光贴膏药是没有用的，要把异常部位回归正常，才能根本地解决问题。

肩胛骨瑜伽大致可分为4个重点：软化僵硬的肌肉、固定松散的骨骼、定型锻炼及高效率呼吸。在每一次练习中不但可放松并舒缓因姿势不正或疲劳所造成的酸痛，更能调整失衡的肌肉张力，不需要借由他人就可以帮助位移的骨头回归到正确位置，是一种最自然也最安全的自我疗愈整复方法。

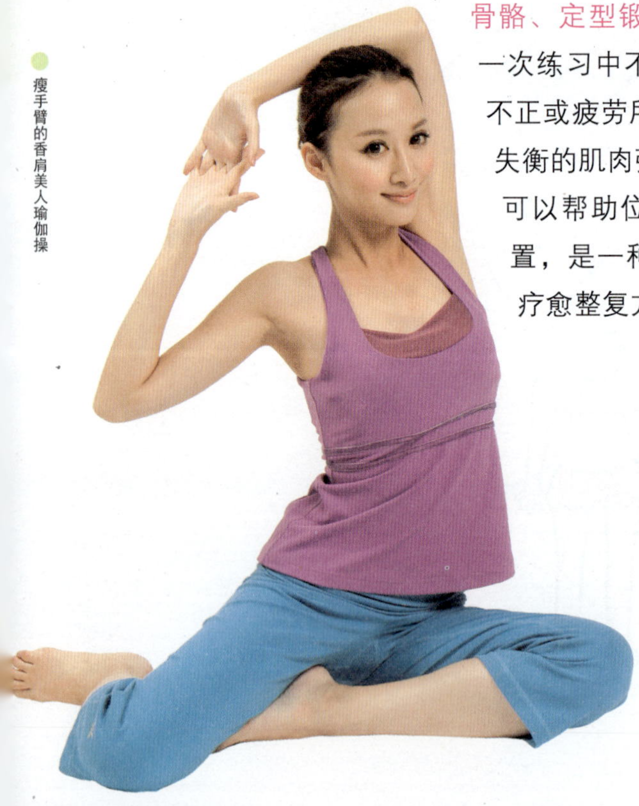

软化放松 攻略1 软化僵硬无比的肌肉

为了支撑头部与颈椎，肩膀不得不承受沉重的负担，而办公或阅读等生活作息，会因长时间低头而使颈部至肩膀的斜方肌紧张且僵硬，做肩胛骨瑜伽的第一个好处就是帮助放松肩颈及周围僵硬紧张的肌肉。

现代人生活压力很大，为了使肌肉活动，血液须不断地输送养分并排除有毒物质，所以当血液循环不良的时候，肌肉会疲劳，血管收缩不顺畅，自然就会产生紧绷疼痛的感觉，而肩、颈、背酸痛早已是习以为常的现象。肩胛骨瑜伽可有效地从万痛根源——肩胛骨开始，帮助放松紧绷的肌肉，不但能促进肩膀周围的血液循环、解除酸痛，更具有全面消除疲劳、舒缓压力的效果。

重点

第一步要做的，就是先软化颈部、肩膀和全身的肌肉。

动作速查表

编号	动作	页数	编号	动作	页数
1	金鱼呼吸	P.19	10	蝴蝶結	P.64
2	摸肩转圈	P.20	11	趴姿写大“4”	P.66
3	坐姿拉肩膀	P.22	12	网球滚腋下	P.74
4	网球滚肩膀	P.23	13	转姿拉肩臂	P.83
5	站姿拉臂	P.29	14	兔子	P.91
6	“4”字抱腿	P.30	15	猫儿左右移	P.100
7	髋关节画圈	P.33	16	抱头伸展	P.101
8	鸡翅膀伸展	P.56	17	躺姿抱头	P.103
9	大猫拉背	P.58	18	握拳拉伸	P.106

归位固定 攻略2 固定松散的骨骼

我们的体态就像是一个容器，把身体装进什么形状的容器里，身体就会变成什么形状。而身体的骨骼会因为外力的撞击和长时间受到僵硬肌肉的牵引而变形、位移，所以，当我们将僵硬的肌肉软化之后，就要进入将骨骼归位的步骤。

明显变形的骨骼可以从外表上看出来，像是脊椎侧弯、高低肩、驼背、骨盆歪斜等，都是因为长期不良的姿势所引起的骨骼变形。肩胛骨瑜伽不但结合了瑜伽的伸展和普拉提斯的复健训练，更加入了整复的原理，能安全有效地调整歪斜的骨骼，通过本体的放松和肌力的训练，达到骨骼归位的效果，进而能固定松散且错位的骨骼。

重点 **接着要做的是，把歪斜的肩膀、锁骨、肩胛骨归位。**

动作速查表

编号	动作	页数
1	我投降	P.21
2	钻石腿	P.31
3	单脚画圈圈	P.35
4	摇摆尾巴	P.45
5	蚌壳开合	P.28
6	趴姿摸大腿	P.62
7	转肩拉锁骨	P.60
8	锯子操	P.80
9	开酒器操	P.82

编号	动作	页数
10	搭帐篷	P.104
11	坐姿转肩	P.86
12	小猫	P.89
13	肩膀画圈	P.94
14	伸展胸大肌	P.68
15	手背后脑勺	P.70
16	猫姿拉肩	P.85
17	手摸膝盖	P.97
18	坐姿扭转	P.95
19	趴姿拉腋下	P.76

定型锻炼 攻略3 让身体记忆正确的架构

你做过按摩或整脊吗？当整完脊时，当下歪斜的肩膀、骨盆或许能回到正位，但是在回家的途中，身体却又在无形中慢慢地歪回去了，为什么会有这样的现象呢？

因为按摩或是整脊后，虽然能即时软化肌肉、固定骨骼，不过这样只是改善某一个特定部位，原本就充满力气的肌肉会持续保持活力，但是沉睡的肌肉还是一直沉睡。于是乎，几天后会因为再度歪斜或酸痛而再去按摩或整脊，就这样一直不停地循环，到最后因无法彻底改善而感到灰心。并不是说按摩与整脊没有效果，只是这样的保健方式少了定型的作用。

当位移、变形的骨骼慢慢地回到正常位置时，先别高兴得太早，现在才是重要的时刻，定型是此阶段的重点。肩胛骨瑜伽除了能启动身体的自愈能力，放松肌肉以及调整骨骼以外，还能在放松、调整、锻炼的过程中，让身体记住正确的架构，得到永久的健康。

重点

此阶段的重点是，定型已软化的肌肉及松散的骨骼。

动作速查表

编号	动作	页数	编号	动作	页数	编号	动作	页数
1	鲸鱼尾巴	P.32	7	推球吐气	P.47	13	交通指挥	P.92
2	青蛙滑水	P.34	8	拉弹力带	P.48	14	单手天鹅	P.73
3	坐姿射箭	P.36	9	超人起飞	P.52	15	天鹅飞	P.71
4	雷达转动	P.43	10	海盗船	P.52	16	学游泳	P.77
5	跪姿抬腿	P.44	11	单脚抬举	P.53	17	交叉半船式	P.79
6	侧面切蛋糕	P.46	12	剪刀手	P.88	18	合掌推手	P.98

高效率呼吸 攻略4 提升含氧量的3D呼吸法

呼吸是维持生命最基本也是最重要的元素。一般来说我们不会去特别注意自己的呼吸，更不知道呼吸有多大的学问。正确呼吸可以集中精神，让你专注在动作细节上，同时可以创造出肌耐力与活力，进而放松肌肉。另外还能提升血液中的含氧量，帮助燃脂、加速代谢，并且能让血液通过氧气的循环来保持纯净，更可以有效率地平衡脑波和净化心灵。

练习肩胛骨瑜伽时，我建议搭配3D呼吸法，也就是所谓的横隔膜呼吸法。3D呼吸法分为鼻吸鼻吐及鼻吸嘴吐，在肩胛骨瑜伽的练习中，建议大家使用鼻吸嘴吐的方式，吸气和吐气的比例是1∶2，也就是“吸气1秒，吐气2秒”，或是“吸气2秒，吐气4秒”的方法。这样可以高效牵引深层的腹横肌、收缩腹部肌肉、强化核心肌群、锻炼深层的细小肌肉，让身体的深层肌肉及筋膜可以更稳定地依附在骨骼上，同时也能放松肩、颈、背等非主要呼吸群，对于呼吸浅短的人也很有帮助。

重点 简单的鼻吸嘴吐，呼吸效率无限大。

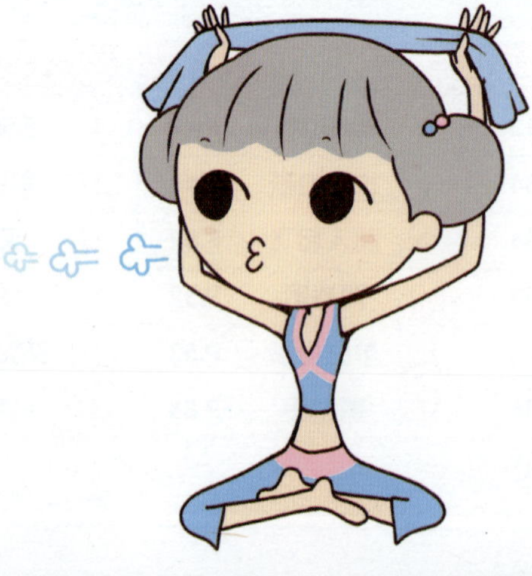

3D呼吸法步骤说明

步骤1∴吸气，将肋骨处胀起

当鼻子吸气时，小腹微微向外扩张，让吸进去的氧气送往肋骨两侧及后背，感觉身体的两侧和后背微微胀大，肋骨向两侧推开。

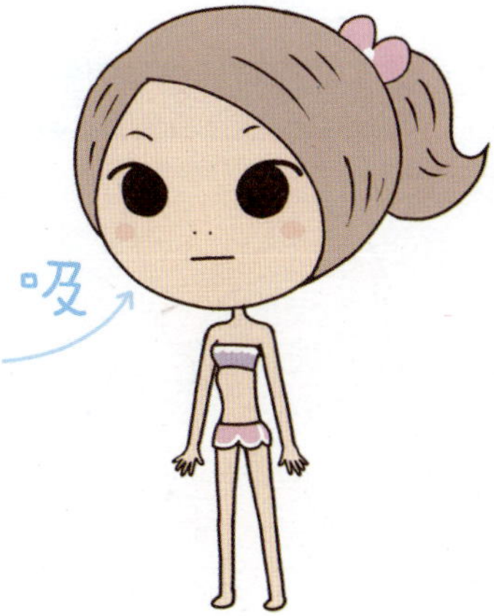

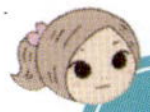

DVD 有更详细的示范哦！

步骤2∴吐气，将肚子往内缩

吐气时，腹部慢慢往内收，嘴巴像吹蜡烛一样发出“嘘”的声音，同时轻轻地把肚子和骨盆底的肌群往内往上提，感觉像是突然憋尿，并轻轻提肛。

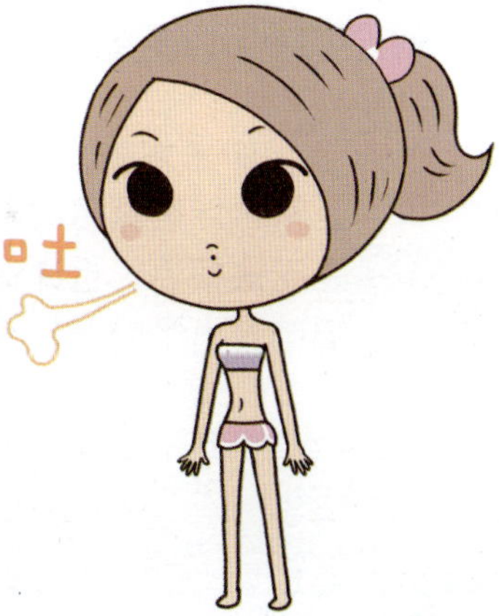

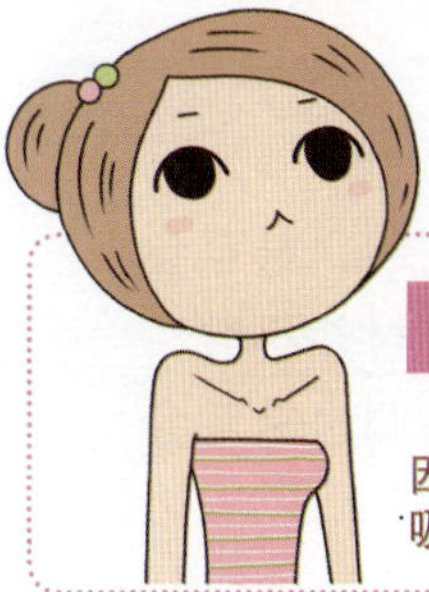

NO

将注意力放在肋骨，锁骨及肩膀不要往上提，因为锁骨、肩膀及胸口处不属于呼吸的肌群，如果吸气时往上缩，反而会让肩膀及胸口越来越紧绷。

别怀疑！“硬背人”可能就是你！

虎背熊腰、手臂粗壮的人

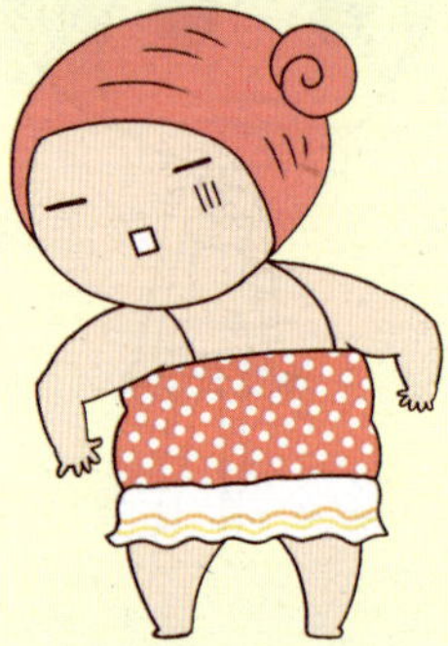

脖子、手臂后侧和肩膀的部位总是很厚实，每次穿小背心都感觉很紧绷，肩颈酸痛也跟随你好长一段时间了，这时候的你也要小心喽！或许你的肩胛骨已经开始慢慢地出现问题了。

长期背痛、肩颈酸痛的人

如果你也是长期为肩颈酸痛所苦，或是常常伴有莫名的背痛，看了无数医生却还是无法根治，也许造成疼痛的原因正是你的肩胛骨出了问题！

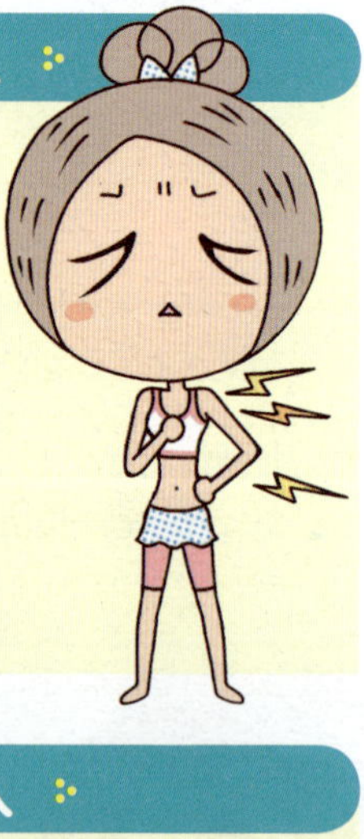

驼背、胸闷和臀部下垂的人

因为肩胛骨不平衡，所以胸口老是觉得闷闷的，甚至会产生心悸，呼吸也不顺畅，还有驼背的困扰。身材并不胖，但总是无法达到前凸后翘的身形，臀部和大腿后侧也常常会有橘皮组织，怎么样也消灭不了。

手臂运动频繁的运动选手

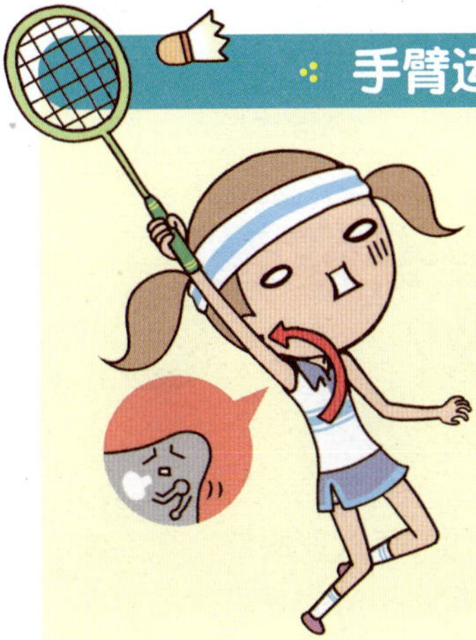

当手臂旋转高举过头时，会使用到肩胛骨的旋转肌群。经常从事以下运动的族群，如羽毛球、垒棒球、网球、自由式游泳、蝶式游泳、保龄球等，也会出现肩胛骨疲累的现象。

家庭主妇及长期单边作业的工作者

化妆师、老师、计算机族、牙医等职业，几乎都是长时间使用单边肌肉在工作，容易过度使用单边肌肉，而让肌肉产生疲乏感，引发酸痛。家庭主妇们也可以归类在单边作业的族群里，清洁、扫地、擦窗户等，都是造成肩胛骨过度使用的主要原因，所以也都常常伴随着脊椎侧弯、肩颈硬邦邦以及酸痛的问题。

习惯侧睡的人

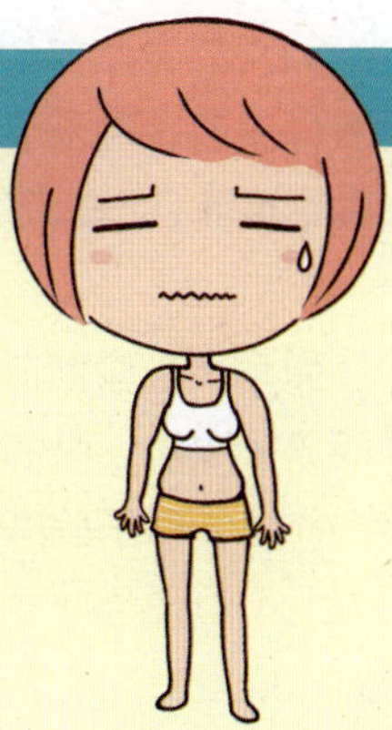

睡眠占了我们每日生活的大半时间，长期侧睡会让单边的肩胛骨受到压迫，周遭肌肉变得僵硬。不管你习惯用哪一边侧睡，长久下来都很容易造成肩胛骨变形，出现手掌、手臂酸麻的状况，严重时根本无法举起手臂，造成生活不便的窘境。

专栏 1

一起来测试，看看你是用哪种方式呼吸？

DVD示范

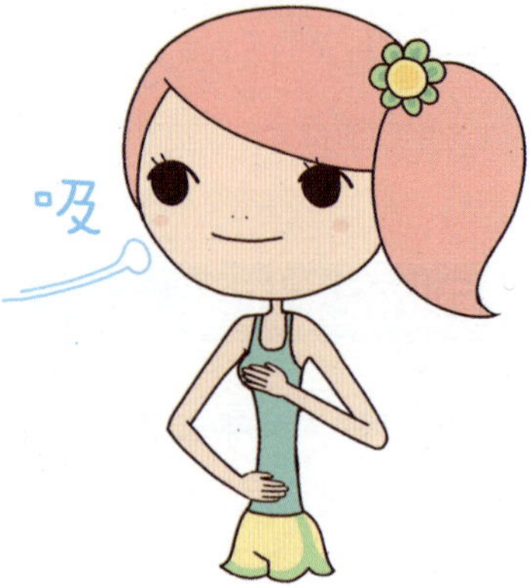

将你的左手放在腹部，右手放在胸口，用你平常的呼吸方式去感觉是哪一只手在起伏。如果胸口的右手上下起伏，那么你的呼吸方式属于胸式呼吸。胸式呼吸并不是不好，只是吸进身体的空气只会进入胸腔上方的浅层区域，也很容易过度使用非呼吸肌群，造成肩颈紧张以及胸闷、呼吸浅短的问题。

如果感觉腹部的手上下起伏，那么你的呼吸方式属于腹式呼吸。进行腹式呼吸时，腹部会上下移动，将腹部肌群带离背部，使身体在运动中失去稳定度而且不被保护，较适合在做“长期停留运动”时进行深层放松。

做肩胛骨瑜伽前要先启动核心肌群，因此建议采用“鼻吸嘴吐”的3D横隔膜呼吸法，吸和吐的比例是1：2，即“吸气一秒，吐气两秒”。吸进的气体可深达下肺叶，提升血液的含氧量，进行有效的气体交换。用25%的力气进行嘴巴吐气，像是吹蜡烛一样发出“嘘”的声音，可有效引起腹横肌、肋间肌的收缩，帮助保持脊椎和骨盆的稳定。

Part 1

瘦肚子、美胸，和腰酸背痛说再见，从肩胛骨开始！

肚子肉、“蝴蝶袖”，为什么就是减不下来？

手臂粗，原来是你的三角肌太硬了！

完美体态和肩胛骨绝对有关！

本单元以可爱插画说明肩胛骨的构造与功能，一起来感受肩胛骨的存在吧！

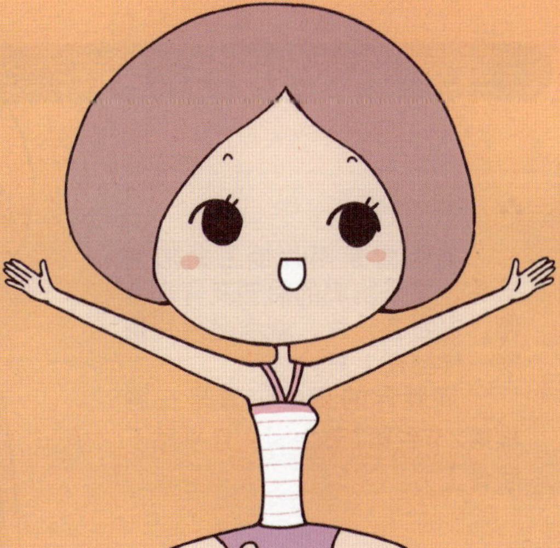

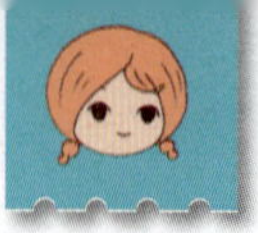

肩胛骨是身体活动自如的关键

不少人常常为肩、颈、背酸痛所苦，如果肩膀不再酸痛，背部不再沉重如石，身体将会多么舒畅，因此首先要了解人体的重要部位——肩胛骨，它是让身体活动自如的关键。

肩关节是上半身和躯干的连接点，主要由三块骨头：锁骨、肩胛骨与肱骨所构成。肩关节是全身活动度可达360度的关节，也是最容易发生问题的部位，它连接手臂及肩胛骨，一直到背部、胸部和颈部的肌肉、肌腱和筋膜，可以让双手大幅度地活动及旋转。

因为活动范围大，相对地，肩关节也很容易损伤，如肩周炎、肩关节脱臼，甚至引发其他部位的毛病。肩关节的稳定度更是不容忽视，因此在肌力和柔软度之间的平衡也显得格外重要。

肩膀构造图：背面

∴ 肩胛骨

肩胛骨是两片倒三角形的骨头，位于胸廓的后侧及脊椎两侧，左右各一片，就像是两片翅膀一样挂在上背。

肩胛骨的正中位置是在胸椎第2节到第7节之间，且平贴于肋骨上方。

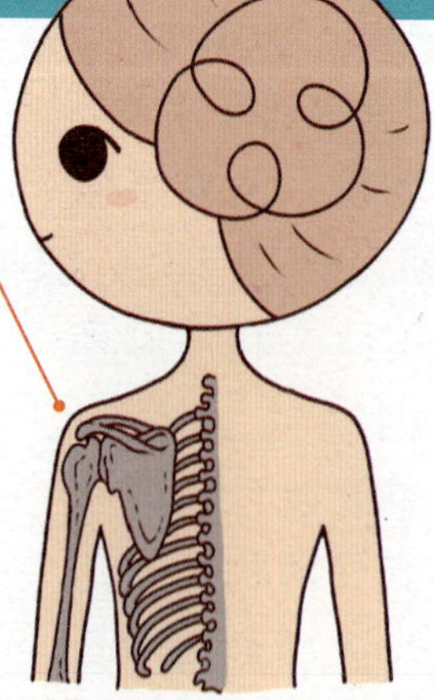

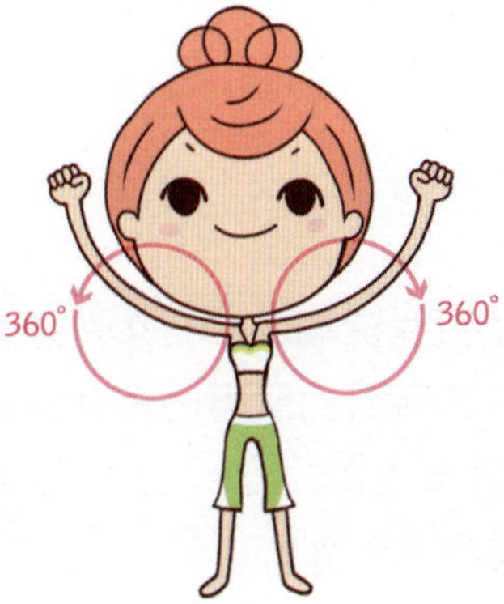

手臂之所以是全身活动幅度最大的部位，是因为有肩关节，也叫做盂肱关节。肩关节的窝较浅，不同于深又大的大腿髋关节，因此肩胛骨的稳定度非常重要。当手臂做任何动作时，除了靠肩关节，同时也要靠肩胛骨一起配合才可以完成动作。

肩膀构造图 ∴ 正面

∴ 肩峰

肩峰在肩膀最外侧，摸起来有一块突起，也在肩胛骨最上方。

∴ 肩锁关节

肩峰和锁骨连接，组成肩锁关节，共同协助肩关节活动。

∴ 肩关节（盂肱关节）

上臂的骨头（肱骨）前端呈圆球形，嵌入肩胛骨外侧的球窝凹槽内。肩关节只借由肩锁关节连接在锁骨上，和肋骨间只有肌肉连接，没有直接的关节，因此肩胛骨的活动范围非常大。

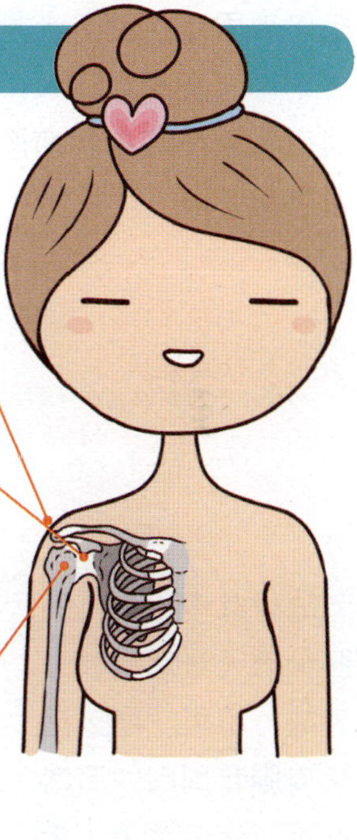

先搞懂肌肉分布的位置，你才能“对症下药”！

美国相关的研究报告指出，肩颈、肩胛骨酸痛发生在女性身上的几率比男性高，因为男性的手臂、肩膀、肩胛骨的肌肉比较有力，同样重量的东西，女性拿起来感觉会比男性重上2.5公斤，所以你会发现肩、颈、背酸痛的问题大多数都会发生在女性身上。

肩胛骨没有和其他骨头连接成为关节，而是靠周遭大大小小的肌肉来固定，使上半身能够自由地活动。肩关节很浅，但是却可以容纳比它自身面积大三分之一的肱骨头，借由旋转肌群的肌肉张力固定在关节窝中，肩胛骨肌群的不协调更是造成各种肩关节疾病的罪魁祸首。

与肩胛骨活动有关的主要相辅肌群分为旋转肌群、三角肌群及六小肌群三大部分，这三个肌肉群与肩胛骨连接，再加上骨头及关节相互配合，使上半身做出上抬、下放、旋转等各种角度的动作。若缺少其中一员，肩胛骨都无法活动，三者缺一不可。所以活化肩胛骨周围的肌肉群可以使肩关节（盂肱关节）在旋转时保持在正常的轨道上。

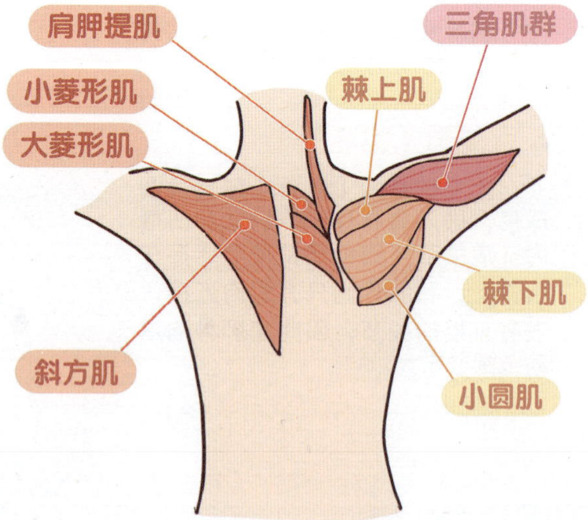

旋转肌群

使用频率最高、最容易受伤的肌群

旋转肌群直接附着在肩胛骨的深层肌肉上，分别有棘上肌、棘下肌、肩胛下肌和小圆肌，这组肌肉对肩胛骨的活动起到重要的作用，让我们得以抬起或旋转手臂，是使用频率最高的肌群，因此也是最容易造成酸痛或运动伤害的地方。

三角肌群

手臂粗，原来是三角肌群出了问题

三角肌从前到后围绕整个肩膀，连接肩胛骨、锁骨和肱骨，主要功能是协助手臂外展。肩膀和上臂的运动很多都离不开三角肌，在固定肩膀的同时，使手臂可以多角度转动。因此三角肌群僵硬，也是造成粗手臂的主要原因。

六小肌群

固定肩胛骨及完成许多动作的肌群

肩胛骨主要由六条肌肉固定，并依靠它们朝各种角度及方向做动作，这“六小兵”分别为斜方肌、提肩胛肌、大菱形肌、小菱形肌、胸大肌和前锯肌。

前 锯 肌▶收缩时使肩胛骨外展、前推和向上旋转。
上斜方肌▶收缩时使肩胛骨上抬和向外旋转。
下斜方肌▶收缩时使肩胛骨向上旋转。
中斜方肌▶收缩时使肩胛骨内收。

动动背部，一起感受肩胛骨的存在！

是不是还对躲在背后的两片肩胛骨一知半解呢？虽然我们看不见它们，但是看似平凡的两片“翅膀”，却蕴藏了许多健康秘密。肩胛骨的位置会影响到整体姿势，如果肩胛骨做任何一个动作都受到限制的话，也会危害到其他结构的正常运作，在很多矫正姿势的治疗中，都会发现是肩胛骨附近出现肌肉僵硬的问题。接下来一起来动动肩胛骨，感受肩胛骨的存在吧！

现代人因为生活状态的关系，常常将身体保持在相同姿势下不停地重复工作，尤其是人类由四足进化到两足后，双手几乎都是单方向工作，所以平时多做基本的肩胛骨伸展操对身体很有帮助！

你可以先试着用右手摸右肩，再用手肘画360度的圈圈，当转到某一个角度时，是不是感觉不顺或有“喀啦、喀啦”的声音？没错！这就是身体发出的警告。

肩膀肌肉、韧带和关节的活动力出现了问题，就像是你很久都不骑一次脚踏车，铁链就会“生锈”，在骑的过程中会有踩不动、过不去的感觉，这和肩膀关节不顺、发出“喀啦”声是一样的道理。

你可以利用空闲时间，多做做肩胛骨的基本伸展操。每一次的次数不用多，动作要缓慢而到位，配合着呼吸，每次每边不要超过10次，才不会让肌肉产生疲劳感，造成肌肉关节的劳损。如果感觉疼痛，先降低动作的幅度与速度，同时减少次数，可先从3次开始，慢慢地你会发现疼痛感和肩膀“喀啦”的声音逐渐消失，肩颈酸痛的症状也得以改善。

6个简单动作，看你的肩胛骨有没有“生锈”!?

动作1 上抬和下压肩胛骨

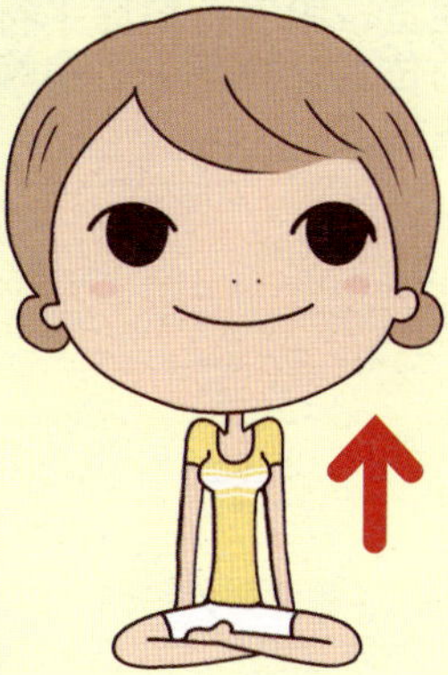

步骤1∴吸气，肩膀上抬

双手自然垂放在身体两侧，身体直立不驼背。吸气时，肩膀上提找耳朵，同时肩胛骨也往上，就像是做“我不知道”的耸肩动作一样。

✱上抬肩胛骨时，会启动上斜方肌、肩胛提肌、大菱形肌以及小菱形肌。

动作要点

上抬肩胛骨时，要稳定肩胛骨，以它为出发点往上抬，而不是缩短肩膀和脖子的距离，所以脖子的肌肉是不能收缩的哦！这样会造成颈部的紧张！

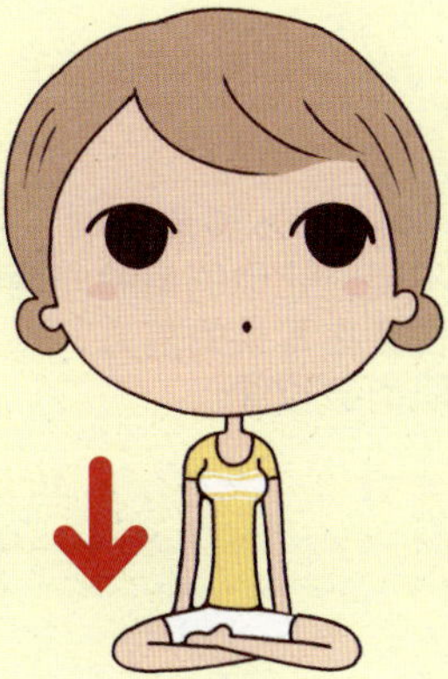

步骤2∴吐气，肩膀下压

在不移动颈部的状况下，吐气，将肩膀下压，远离耳朵，同时肩胛骨也往下，腋下会有酸酸紧紧的感觉。

✱下压肩胛骨时，会启动前锯肌、胸大肌、胸小肌、背阔肌以及下斜方肌。

动作2 内收和外展肩胛骨

步骤1∴吸气，肩胛骨往内夹

坐姿，双手平举与肩膀同高，与肩同宽，吸气，肩膀平行往后夹，头颈的位置保持不变，肩峰的位置在耳朵的后方。

＊外展肩胛骨时，会运动到的肌肉群有：前锯肌、胸大肌、胸小肌、背阔肌。

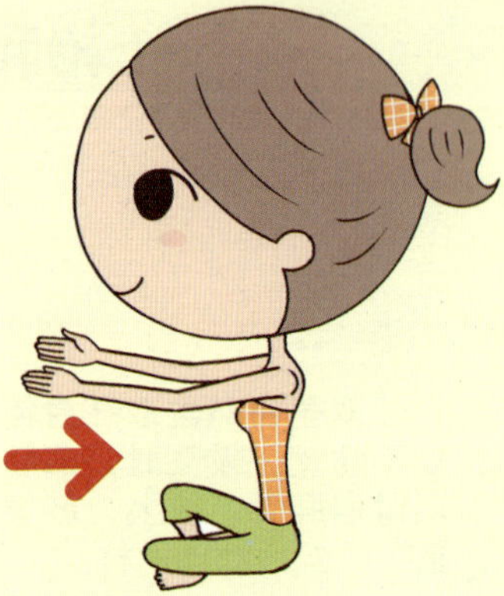

动作要点

肩胛骨外展时，会感觉两片肩胛骨向两侧张开，背后肌肉会有微微被打开的感觉；内收时，两片肩胛骨向脊椎方向集中，会感觉肩胛肌肉有挤压感，做动作时手肘勿弯曲，否则活动不到肩胛骨。

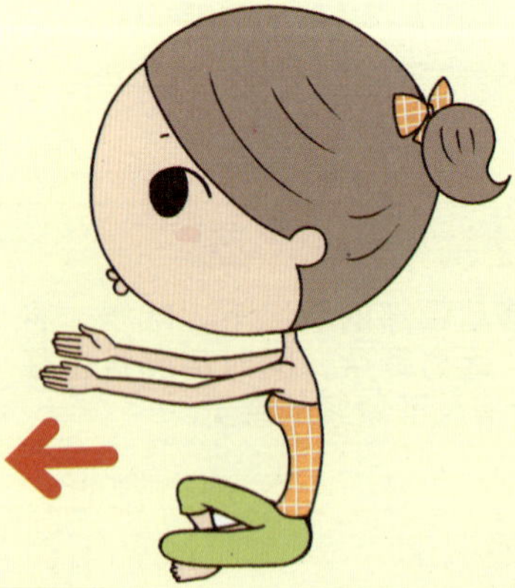

步骤2∴吐气，肩胛骨向两侧展开

吐气，轻轻地外展肩胛骨，头颈的位置保持不变，让你的肩膀向两侧打开，肩峰的位置在耳朵的前方，感觉肩胛骨中间的肌肉被拉伸。

＊内收肩胛骨时，会运动到的肌肉群有：斜方肌、大菱形肌和小菱形肌。

动作3 上旋和下旋肩胛骨

步骤1∴吸气，肩胛骨上旋

坐姿，双手自然垂放在身体的两侧，准备用肩膀画圈圈。在头颈位置不改变的状况下，吸气，将肩膀往前→往上→往后画半圈。

＊上旋肩胛骨会使用到的肌肉群有：上下斜方肌和前锯肌。

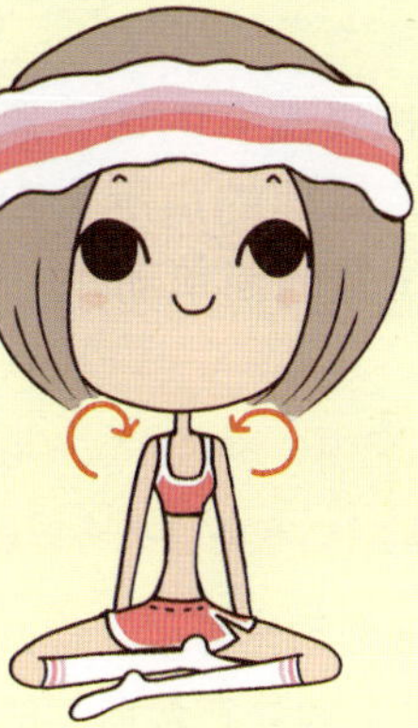

动作要点

不要缩短脖子和肩膀的距离，形成耸肩的体态，应先往前往上方转动，再由后往下转半圈回来。所有的转动，都要缓慢且有所控制，去感觉转动时的每一个角度，配合呼吸锻炼，会更有效率。

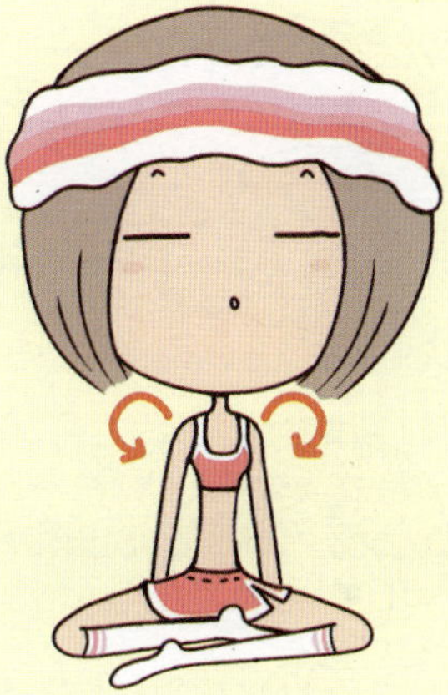

步骤2∴吐气，肩胛骨下旋

吐气时，肩膀由下往后转，像是肩膀往后往下画半圈，切记不要耸肩。

＊下旋肩胛骨会使用到的肌肉群有：提肩胛肌、大菱形肌、小菱形肌和胸小肌。

如何快速看出肩胛骨的正确位置？

肩胛骨的正常运作和手臂、肩膀、胸部以及脊椎之间都有着密切的连带关系。

如果驼背的话，胸椎会向后弓，肩膀往前推，手臂自然就会往内转，后面的肩胛骨自然地也就向前突了。接下来介绍自我检测肩胛骨位置的简单动作。

自我测试 开始！

DVD 有更详细的示范哦！

这个动作可以让你知道肩膀及肩胛骨的正确位置。对着镜子测试，此时你的肩膀处在最自然的状态，可以请家人从背后观察你的肩胛骨。如果有高低肩或是肩胛骨位置歪斜的人，肩膀会在这个动作结束约5秒后，慢慢不自觉地“飘”起来，同时也可以自我检测是否有肩胛骨歪斜的状况。

步骤1∴ 双手弯曲放于肩上，
向下稳定肩胛骨。

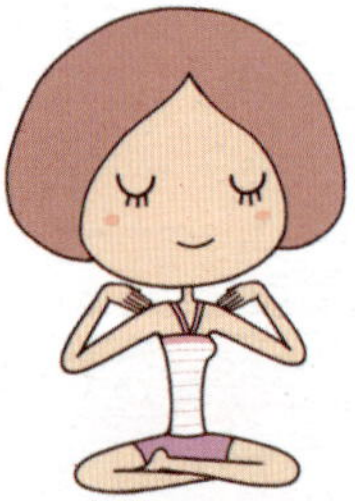

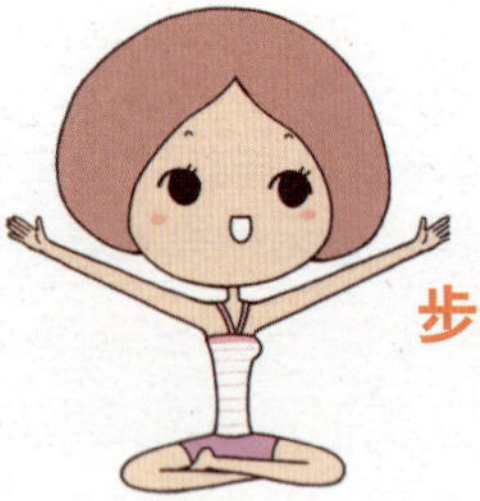

步骤2∴ 双手打开上举，与地面呈45度角。

步骤3∴ 下压肩胛骨，
手臂放下在身体两侧，
手指点地，身体放松。

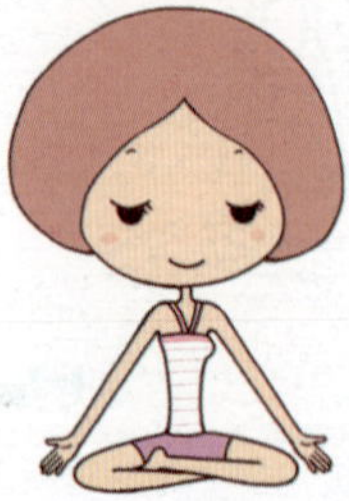

检测结果！

可以请你的家人帮忙观察，肩胛骨的正确位置在胸椎第2节到第7节之间，并且平贴于背部，形成自然的弧形。

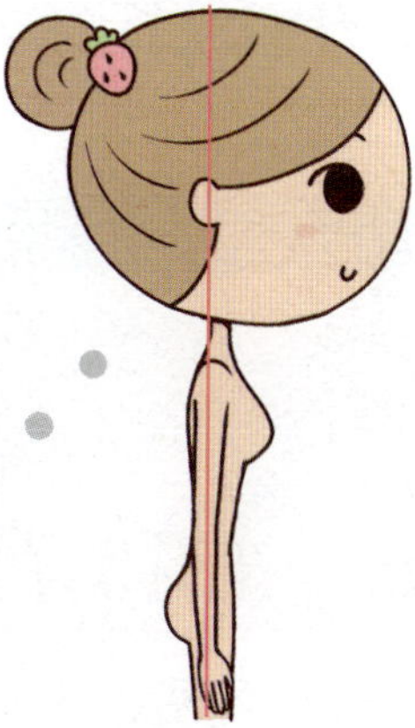

从侧面观察，如果肩峰和耳垂连成一条垂直线，那么肩胛骨则在正常的位置。

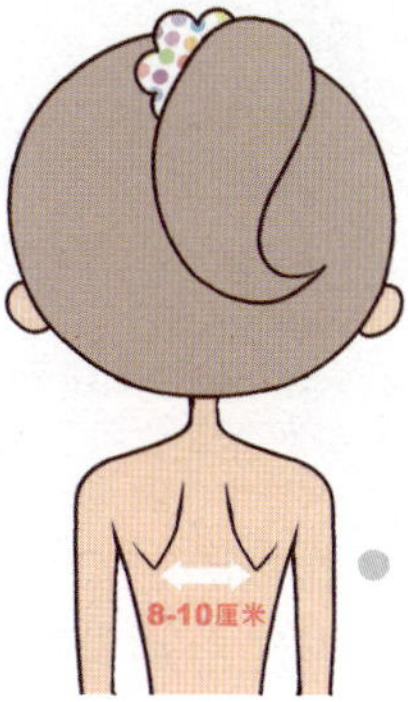

正常的两片肩胛骨的内缘平行相距8～10厘米。

你也可以这样做！

用原地踏步来测试，站在镜子前，我们会因为知道“要测试了”而刻意将身体调整好，因此先随意踏步，让身体放松。这时镜中呈现的是自己最真实的体态。如果你有高低肩、锁骨一高一低的问题，用此方法就可以很容易检测出来。

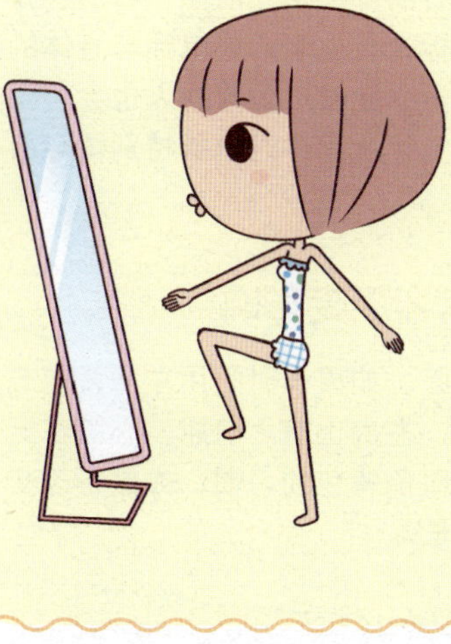

步骤1∴ 站在镜子前，随意原地踏步约10步。

步骤2∴ 观察镜中肩膀锁骨和肩峰是否平行。

不良的肩胛骨形态

羽翼外突型

肩胛骨“飞”出正常的范围了！

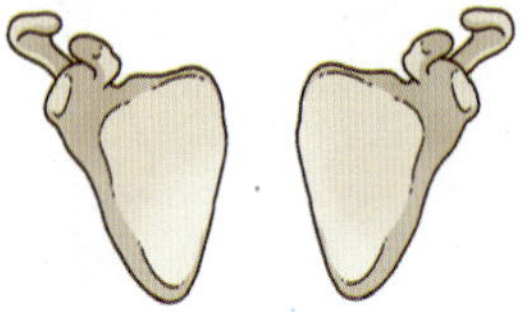

正常的两片肩胛是对称平行的。

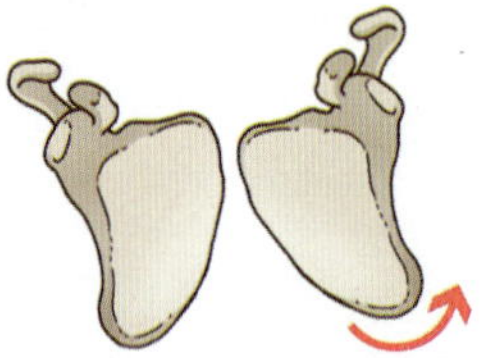

肩胛骨的内缘向外突起，称为羽翼外突，在放松的状态下看起来特别突出。

正常的肩胛骨应该平贴于背部，与背部呈现自然的弧形。如果肩胛骨的肌肉稳定度不佳或是有神经受损等因素，就会出现肩胛骨翼状突起，又叫做羽翼外突，在自然放松的状态下看起来特别突出。而羽翼外突又可分为右肩胛骨外突及左肩胛骨外突。

右肩胛骨外突 — 两肩不协调，出现高低肩

一般来说，大多数经常使用计算机的人，右肩都会稍往前倾，右肩胛骨下缘会往外开、往上扬，因为右手需要拿着鼠标，再加上如果鼠标与身体的距离很远，更容易造成肩胛骨前移、右肩前倾。喜欢右边侧睡的人也会有相同的问题，人一生大概有三分之一的时间在睡觉，所以平时也要特别留意自己的睡姿哦！

左肩胛骨外突 — 呼吸器官容易受影响

左胸前侧有一个很重要的器官，那就是心脏。如果长时间用左肩背包或是左边侧睡，都很容易使肩胛骨往左前方移动，左肩也随之前屈，心脏在无形中也受到压迫。如果不加以注意，不改掉平时侧背包的习惯，或是不改变其他不良姿势，引发心脏疾病的几率也会相对提高。

羽翼内突型

伴随着肩胛骨疼痛的情形

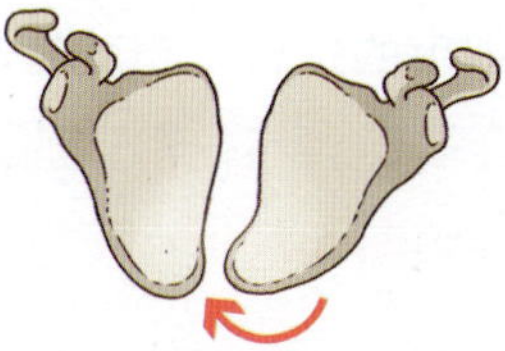

脊椎侧弯也很容易造成羽翼内突。

肩胛骨往内侧（背部或脊椎的方向）突起的情形叫做羽翼内突，通常是因为胸前的前锯肌无力，使肩胛骨的内缘凸出了。长时间下来很容易造成肩、颈、背酸痛，不正常的肌肉会导致肩关节损伤。

肩膀前屈型

呼吸非常浅短・常常胸闷

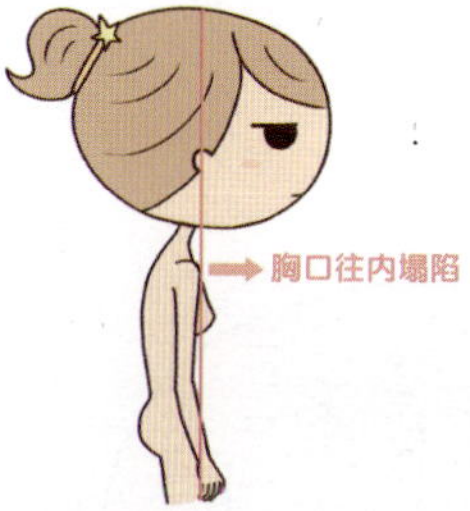

肩胛骨往前倾，导致肩膀前移

如果肩胛骨的两边一起向前倾，就是俗话所说的“落肩”。长久办公让身体往前埋首工作，背部一直弓起忘了抬头挺胸。如果一直让你的肩胛骨保持在落肩的体态，胸部会不断地受到压迫，肺活量也会受到限制。

肩膀后屈型

容易背痛、引起消化系统紊乱

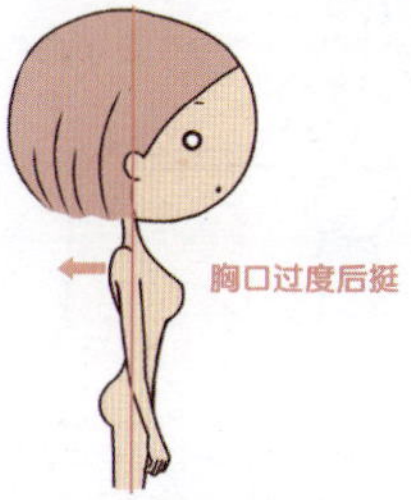

肩胛骨后屈，导致肩膀往后拉

军人因为需要长时间的挺胸站立，常有肩膀后屈的问题。如果肩胛骨严重后屈，也很容易产生骨盆前倾的现象，就好像刻意地抬头挺胸一样，胸口太开，反而会让肝脏、胰脏和脾脏承受过度的压力，也会引发消化系统的问题。

颈椎与肩胛骨的密切关系

我们的头部约有6～9公斤重，但就只靠着细小的颈椎（也就是常说的脖子）来连接躯干。颈椎在正中位置时，会呈现自然往前弯曲的曲线，并且是在胸椎延伸线的正上方。当头部和颈部都保持在正常位置时，就可以避免对肩胛骨造成压迫。

颈部最重要的肌肉分别为胸锁乳突肌和斜方肌。斜方肌的主要功能是伸展颈部和内收肩胛骨，它位于颈部和胸部的外侧，呈大三角形状，左右各一片，是背部、胸部和颈部的主要浅层肌肉，从头颅底往下延伸到胸椎的最下端，外侧与肩胛骨连接，斜方肌刚好延伸整个颈部，并且协助耸肩或将肩膀往后拉的时候移动肩胛骨。

胸锁乳突肌能稳定、弯曲和旋转颈部。它的一端连接胸骨，另一端连接锁骨，左右各一块。

这两块肌肉同时收缩，使我们的颈部往胸部的方向弯曲，例如低头。如果只有一块肌肉收缩，那么颈部会往反方向转，因为长时间肩膀倾斜，这也是最常造成头痛的原因。

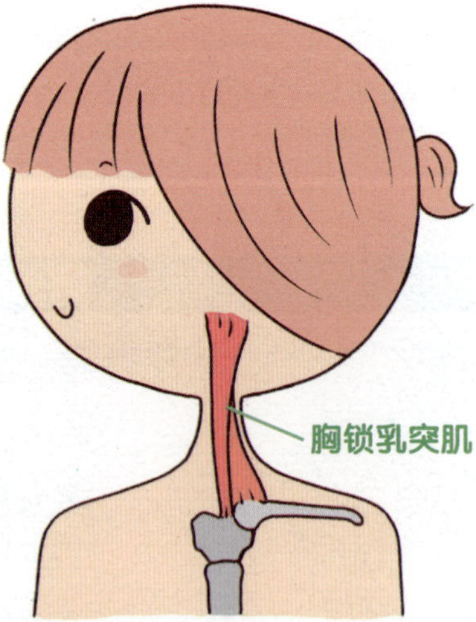

脖子也会长骨刺

骨刺是什么呢？像鱼刺一样碰到会刺痛吗？摸得到吗？骨刺是看不到也摸不到的。颈椎会产生骨刺，是因为长期姿势不正，或是长时间低头弓背工作，引起肌肉挛缩，拉动骨头关节，造成骨质增生而引发的。而骨头和软组织的连接处因长期承受过大的压力，以及肌肉拉力不平衡或是损伤等，使骨骼退化、磨损，造成骨质增生，这和个人体态、生活、运动习惯以及年龄都有着密切的关系。

很多人已经长了骨刺，但是没有感觉到明显的疼痛，这和骨刺生成的部位有很大的关系。脊椎骨是最容易产生骨刺的地方，尤其是颈椎和腰椎。脊椎的形状像一个“S”，腰椎和颈椎刚好处在弯曲的地方，所以容易因为长期的过度运动或是不正确的姿势，造成椎体之间的挤压、摩擦，进而生成骨刺。如果骨刺长在颈部，常会有头痛、晕眩、肩颈疼痛、肌肉僵硬、手麻无力的症状；如果骨刺长在腰椎上的话，也很容易产生臀部、双脚麻痛，严重时更会出现下肢无力、大小便失禁等症状。除了脊椎骨之外，膝关节和脚底也很容易产生骨刺，人体站立时，这些关节要负担身体一半的重量，所以如果你的背部及核心肌群充满力量，就可以减轻下肢的负担，避免骨刺的产生。

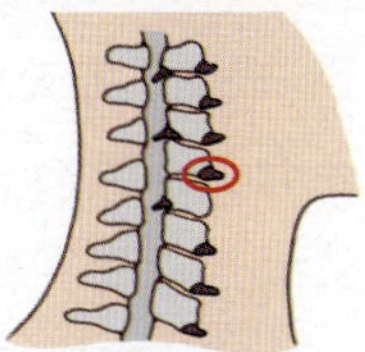

• 由于脊椎骨很少活动，导致椎间盘脱水变扁，从而产生骨刺，使身体的灵活度降低了。

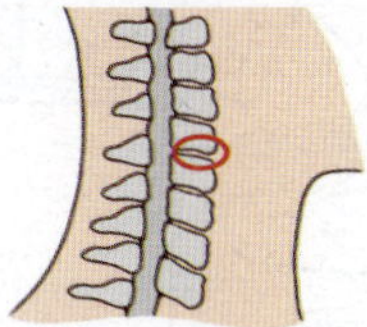

• 正常颈椎骨的骨头间空隙是椎间盘所在位置，红圈所指处很平滑。

脖子后的一坨肉，总是困扰着我！

用手摸你脖子的后方，是不是感觉到一坨凸出的肉，甚至出现一道很深的折痕？仔细回想一下，当眼睛盯着屏幕时，头部是不是会慢慢不自觉地往屏幕前方移动？接着头部上仰，到最后出现了用“鼻子闻屏幕”的窘样。“颈椎前推”再加上“下巴上仰”，就是最主要的原因。这样不仅会对颈椎造成压力，久了也很容易使颈椎角质增生，进而产生骨刺。

如何消除脖子后方这坨扰人的肥肉呢？首先可以用精油按摩颈椎及肩膀，来加强肩颈之间的血液循环（按摩手法详见109页），将不通的超级大气结借着轻柔的手法推散开，最重要的是调整姿势，才能达到治本的效果。随时保持下巴内收，感觉你的后脑勺轻轻贴在后面的隐形墙面上，让肩胛骨稳定往下，头顶往正上方延伸拉长，头颈保持正确的位置。每天做5分钟肩胛骨瑜伽，训练肩颈、背部的深层肌肉，这样一来颈部后侧的肥肉自然就不见了！

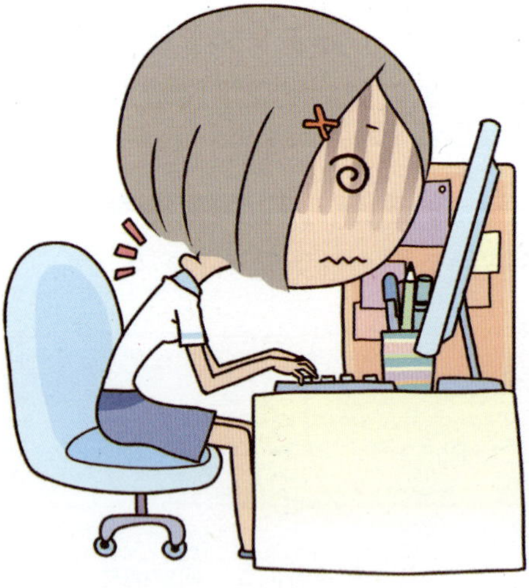

2个简单动作，改掉你“伸脖子”的习惯

动作1 颈椎的上下活动

开始！

平躺于地板上，双肩远离耳朵，双脚打开与肩膀同宽，脚趾头朝正上方，后脑勺轻轻地贴在地板上，视线往正上方看。吸气不动，吐气，感觉用鼻尖写一个小1，拉长颈部后侧，吸气，轻轻回到正中央，重复数次。

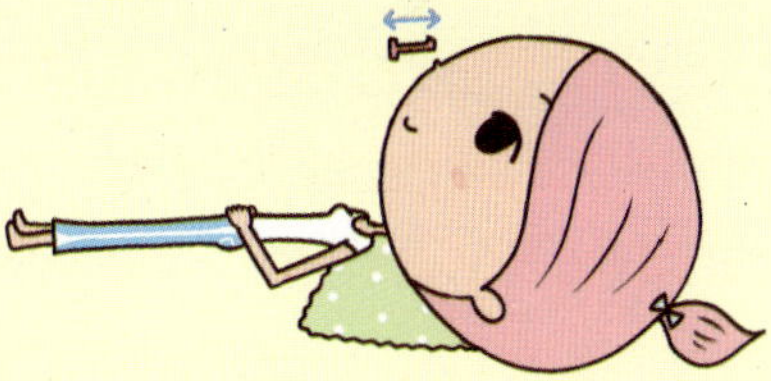

＊平躺时，颈部不要过度弯曲，下巴勿过度上抬，也不用刻意将下巴贴在胸口，造成颈椎的压力。

动作2 颈椎的水平延伸

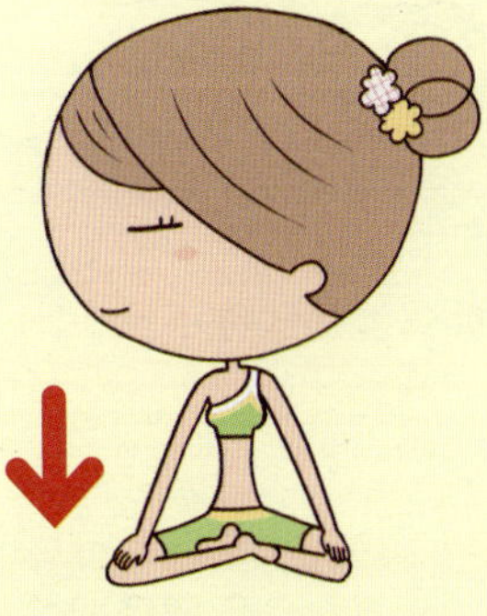

开始！

坐姿，将身体轻轻靠在墙壁上，如果身体无法坐直，可在臀部下方垫毛巾或是瑜伽砖。吸气预备，吐气时，肩膀不移动，轻轻地让你的下巴去找右边肩膀，吸气停留，吐气再将头部转正，左右重复数次，能有效伸展到胸锁乳突肌。

＊勿仰头，视线不要往斜上方看，也不要在转头时一并转动肩膀。

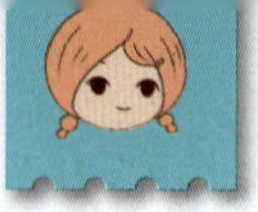

随时下压肩胛骨，可永远摆脱酸痛困扰！

你知道其实你无时无刻不在耸肩吗？耸肩，已经变成隐藏在生活中的坏习惯，压力大时会耸肩，生气时也会耸肩，忙碌时更会不知不觉地耸肩。其实你日常生活大部分的动作都是耸肩，只是你没有发觉而已，所以大多数的人都有肩颈酸痛的问题，这都是耸肩惹的祸。

当你耸肩时，肩膀与肩胛骨的肌肉一直处于被往上拉的状况，不但会让肌肉承受过度的压力，还会造成体态的不美观，“虎背熊腰”的体态就是从这样一个小细节开始的。

大多数人在晾衣服、拿东西、拖地或是提重物时，都是在耸肩的状态下进行的，用肩膀来带动手臂，一直用肩膀出力，让肩膀弯曲处于不稳定的状态，如此一来，当然很容易造成肩颈酸痛。

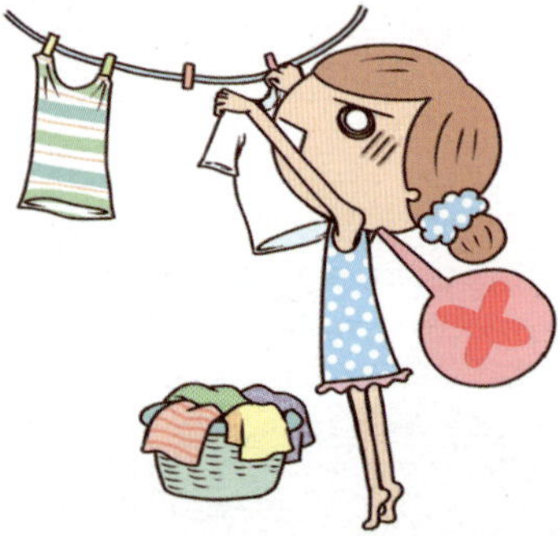

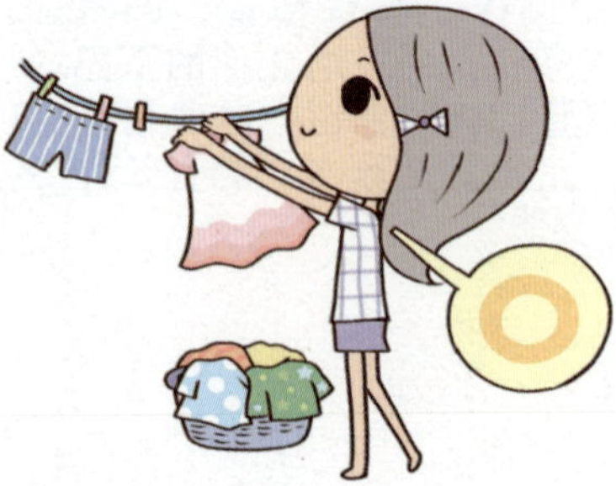

如果肩胛骨能随时往下压，用肩胛骨向下稳定的力，来带动手臂的活动，而不是一直让肩膀用力的话，那么疼痛产生的几率就会相对地减少。切记一定要“先稳定肩胛骨，再来带动手臂”，不要轻视这两片小小的肩胛骨，肩胛骨的稳定可是非常重要的哦！

5大肩胛骨运动

放松·活络·刺激肩胛骨

金鱼呼吸动作

改善症状▶胸闷、呼吸浅短、头痛、颈椎骨刺、颈椎痛、转头会痛、手麻

步骤1∴

盘腿姿，双手十指互扣，下巴轻靠到拳头的上方。

✱ 勿耸肩驼背，头部不要过度往前伸。

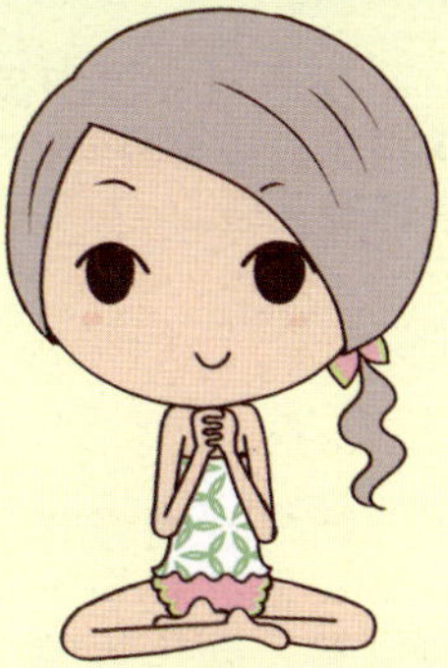

步骤2∴

吸气，肩胛骨往下压，手掌摊开，手肘往上提，视线往斜上方看出去，吐气握拳，腋下往下夹，带回手肘到身体两侧，动作重复8～10次。

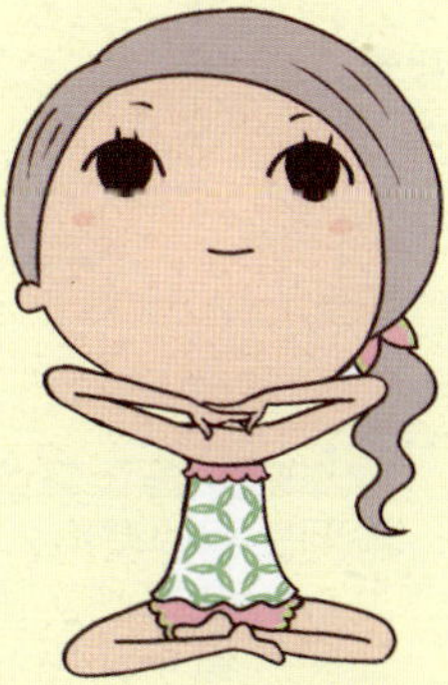

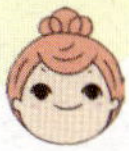

动作要点

只要感觉肩胛骨的带动即可。

双手要继续停留在原处，头部不要随着手肘打开而往前伸，做动作时要感觉肩胛骨的带动，不是只有肩膀的转动而已。

活动部位

颈椎·胸口·肩胛骨周围

摸肩转圈动作

改善症状▶肩胛骨膏肓痛、转头会痛、肩周炎、手臂酸痛、高低肩、锁骨一高一低

步骤1∴

双手弯曲放到肩膀上方，手肘朝向两侧，接着吸一口气，手肘往中间集中轻轻互碰。

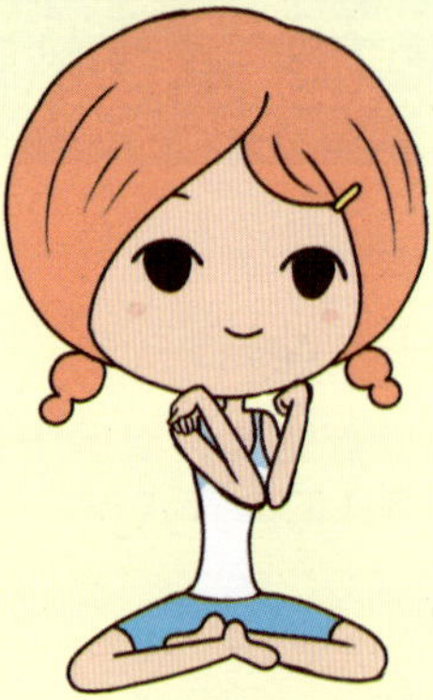

步骤2∴

吐气，慢慢地将手肘往上、往外画大圈，接着再回到手肘碰手肘的位置，动作重复5～8次，接着换反方向画圈，可从各个角度活动肩胛骨。

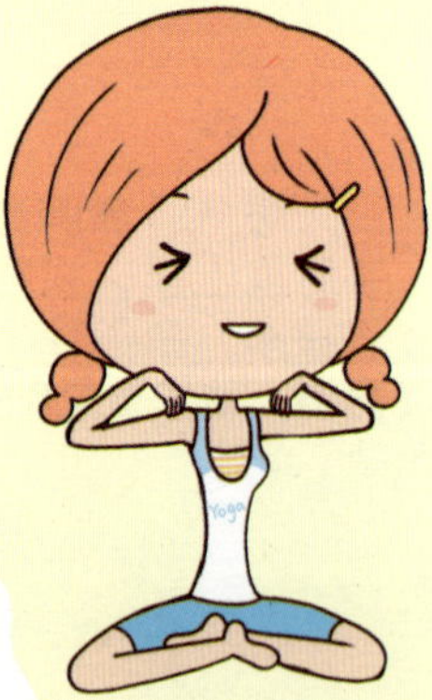

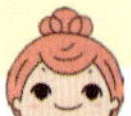

动作要点

带动肩胛骨的力气越大，圈圈就可以画得越大。

肩胛骨太紧的人，会陷入耸肩且无法顺利画圈的窘境，切记双手要保持放在肩膀上，不要移动。画圈时肩膀不要抬起来，让肩胛骨带动手肘画圈，尽量把圈圈画大一点。肩胛骨紧绷的人，在进行到一定程度时会觉得有点困难，说明这一部位“生锈”了，记得动作要缓慢，才能完全活动到哦！

活动部位

肩关节·肩胛骨周围

我投降动作

改善症状▶肩胛骨膏肓痛、网球肘、手臂酸痛、手麻、高低肩、驼背

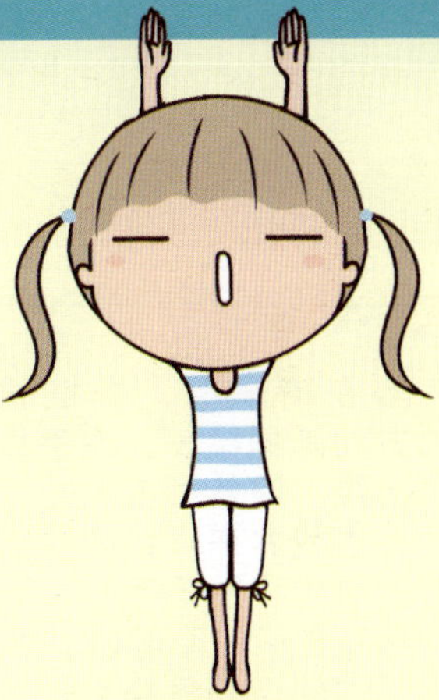

步骤1∴

站姿，身体靠在墙面上，双手高举至头的上方，手心对手心。

＊肋骨不要向前推，否则会因腰部压力过大而酸痛。

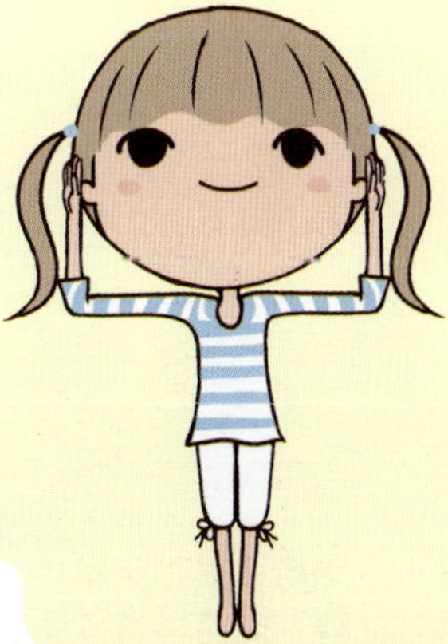

步骤2∴

吸气预备，吐气，肩胛骨向中间集中，手肘弯曲至90度的位置，手心外转，面向两侧；吸气再将双手拉回正上方，动作重复8次。

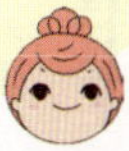

动作要点

肩胛骨有酸热感才是正确的。

手肘弯曲的时候，手肘与手掌呈一条直线，不要朝向后方。转手的动作很重要，要感觉到两片肩胛骨一起往中间集中，动作正确时肩胛骨周围会有酸热感，能伸展到旋转肌群，如果觉得腰酸或颈椎疼痛，请重新检查动作。

活动部位
手臂・旋转肌群・肩膀・肩胛骨周围

坐姿拉肩膀动作

改善症状▶头痛、转头会痛、手臂酸痛、高低肩、锁骨一高一低

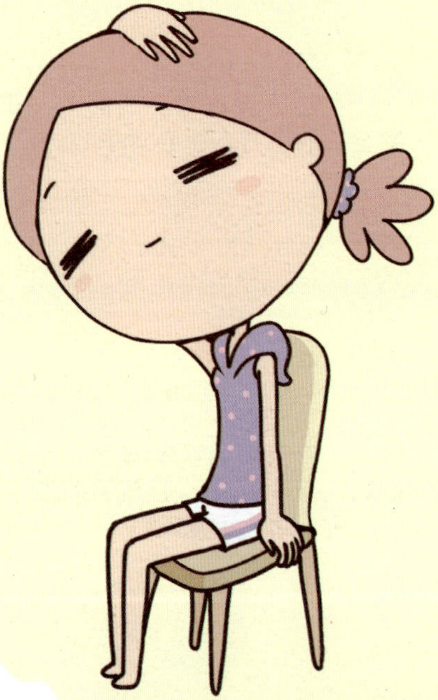

步骤1∴

坐在椅子上，脊椎朝天空的方向延伸拉长，左手抓在椅子边缘。吸气预备，吐气，让右耳去找右肩，拉长左肩到左臂的肌肉，左手手肘不要弯曲，停留8～10个呼吸，吸气回到正中间，吐气换另一边重复动作。

动作要点

勿驼背、勿耸肩。

建议不要盘腿做这个动作，利用椅子来固定身体，不要驼背及耸肩，身体挺直才能完全拉长肌肉，准确运动到手臂、肩膀及颈椎。移动时感觉身体往上方拉长，伸展的部位会从耳朵开始往下延伸。

活动部位

颈部·肩膀·手臂

网球滚肩膀动作

改善症状▶手麻、手臂酸痛、胸部下垂、虎背、“拜拜袖”、手臂粗

步骤1∴

趴姿，脸部转向右侧，右手放在体侧，将网球放在右肩和胸口的连接凹处，身体缓慢地前后移动，利用身体的重量来放松肩膀前侧，按摩肩膀的穴位。

动作要点

移动身体而不是移动肩膀。

移动身体，用身体的重量来放松肩膀，并释放胸前的压力；移动肩膀反而是再度让肩膀用力。按摩时会感觉到有一点酸痛，如果觉得非常痛时，就要慢慢地让网球离开肩膀，有旧疾的人要格外小心，停留时间不要太久。

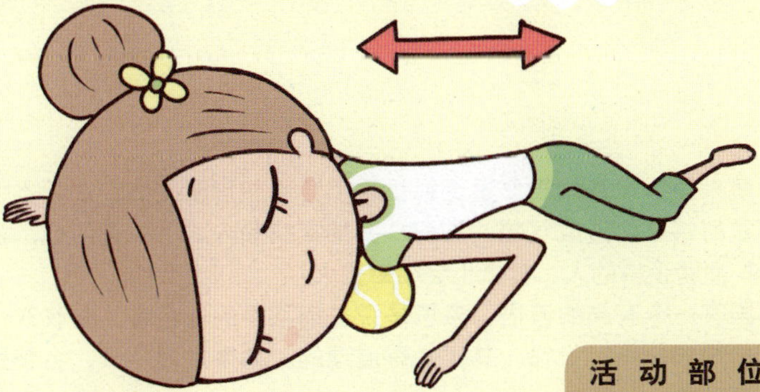

活动部位

胸前・三角肌・肩膀周围肌肉

专栏

②

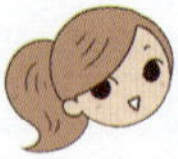

肩胛骨也会影响心情和食欲?!

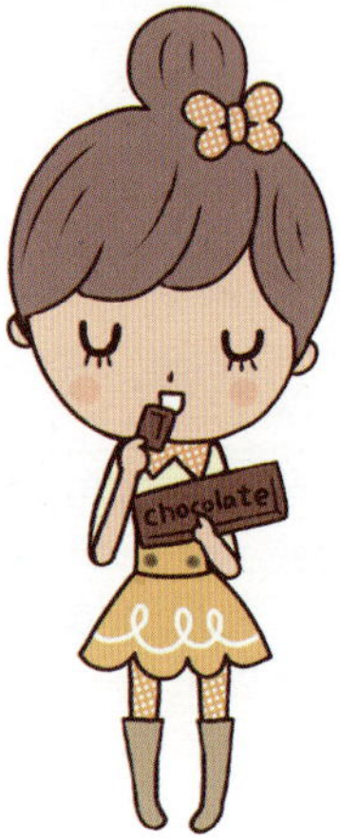

从肩膀也可以看出你的个性是否易紧张、焦虑。你两边的肩膀平衡吗？是否有高低肩的状况？肩膀的位置会不经意地透露出你处理事情的态度。

长期处在压力下的人或是急性子的人，容易将压力和情感藏在心中，肩膀也会显得僵硬和紧绷。想想看当你心灰意冷、心情沮丧时，是不是容易缩肩膀？生气或情绪激昂时，是不是也更容易产生耸肩的状况？所以说肩膀是表现一个人情感的重要部位一点也不为过。

肩膀歪斜＝爱吃?

一般来说，肩膀如果严重歪斜，除了会引起肩膀酸痛、肩周炎、背痛外，严重时甚至会造成气喘、胸闷、胸部疾病和内脏下垂等问题。那么你知道吗？肩膀歪斜的人，食量也会相对变大!?

法国有一个有趣的谚语，意思是说左肩下垂的住宿者，要收双倍的费用。真的是如此吗？没错，其实是有道理的。如果左肩下倾，会使整个身体朝右边弯曲，而肩膀会歪斜，正是因为肩胛骨不平衡，这样一来会造成幽门和十二指肠越来越宽松，消化系统的酶也会分泌得更旺盛，不管心情好坏与否，食欲都会变大，喜欢大吃大喝，就容易出现肥胖和水肿的问题了。因此，总是抵挡不住美食的诱惑，有可能是因为你的肩胛骨歪斜喽!

Part 2

动一动肩胛骨，让身体更美丽！

“粗手臂”+“宽肩膀”，看起来就是胖吗?

想要摆脱充满脂肪团的背，打造纤纤玉手和小蛮腰，关键就在背部的力量!

迅速提升代谢力，打造易瘦体质，肩膀运动最有效!

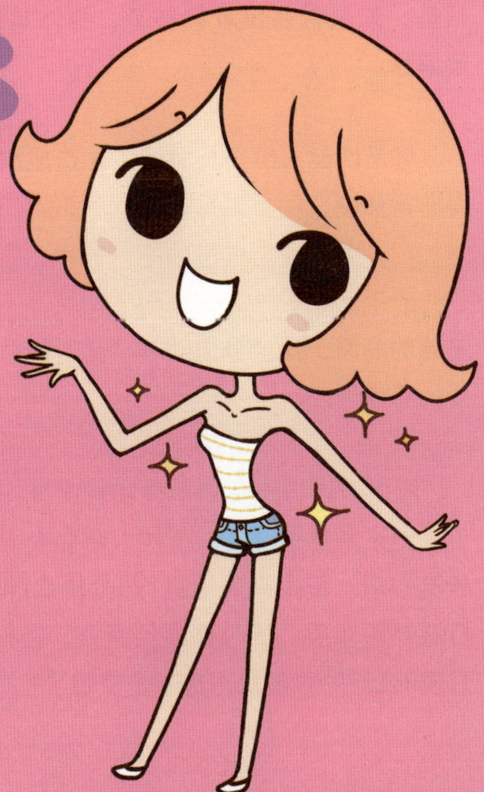

肩胛骨与骨盆相互牵引，2个月就能53kg→45kg！

大家知道肩胛骨与骨盆是互相牵引的吗？像是走路时手臂如果大幅度摆动，那么步伐自然也会变快，摆动手臂就等于活动肩胛骨，也就是说，活动肩胛骨，可以带动骨盆的活动，让人更容易踏出脚步。

肩胛骨在背部左右各一片，连接头部和上肢，能维持上半身的平衡，而骨盆连接躯干和下半身，刚好是身体的中心点和稳定整体的根基，如果骨盆位置偏移了，身体其他的部位也会被牵连，从而一起偏移。

可是现代人由于长时间工作造成肩膀酸痛等症状，肩胛骨往往变得非常僵硬，很多人挥动手臂时只有肩关节在动，并没有活动到肩胛骨。肩胛骨不活动或者肩胛骨被埋在肉底下的人，有可能连骨盆都无法有效地活动，这么一来当然容易发胖。通过活动肩胛骨，软化身体坚硬的筋肉，让全身流动着“美”的血液，这样就可以拥有人人都想要的易瘦体质。

所以，谁说一定要节食才能瘦身，节食不但会让免疫系统的细胞下降到正常量的83%，抵抗力还会变弱且经常生病，无形中影响了健康及心情。每天规律地进行5分钟肩胛骨瑜伽，搭配正确饮食，就能打造易瘦体质，提升体内代谢力，轻松度过减肥停滞期，想要在2个月瘦8公斤的愿望就再也不是梦想了！

打造易瘦体质！2个月瘦8kg！

1　动一动肩胛骨

↓

2　连带活动骨盆

↓

3　运动下半身肌肉

↓

4　利用肌肉促进全身血液循环，带动淋巴流动

↓

5　锻炼的肌肉变多了

↓

6　代谢力提升！

↓

7　变成易瘦体质！

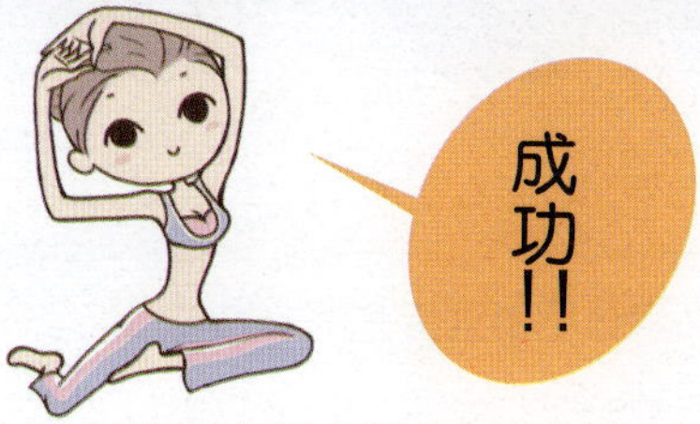

·9大骨盆瑜伽·

维持骨盆左右的平衡

训练重点

平衡

蚌壳开合

能伸展骨盆底肌群、大腿内侧、核心肌群，可以放松髋部僵硬的肌肉和训练大腿内侧的收缩力，同时消除下肢水肿。

动作演示

1> 侧躺左边，左手放在耳朵下方当枕头，右手放在身体的前方，膝盖弯曲 90 度放在骨盆的前方，保持身体的稳定。

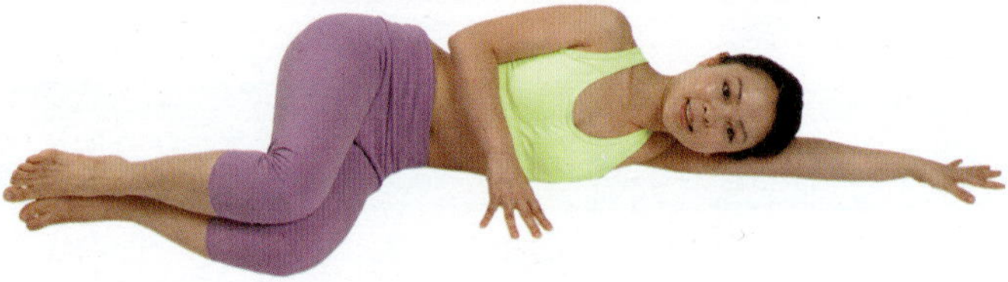

2> 吸气时，双脚脚掌不分开，右膝向外打开，嘴巴吐气，再把右膝放回到并拢的位置，动作重复8次后，接着再换左边。

✱打开膝盖时动作缓慢且准确，左右脚掌要紧贴不要分开摇晃，才能活络“生锈”的骨盆。

左右8次

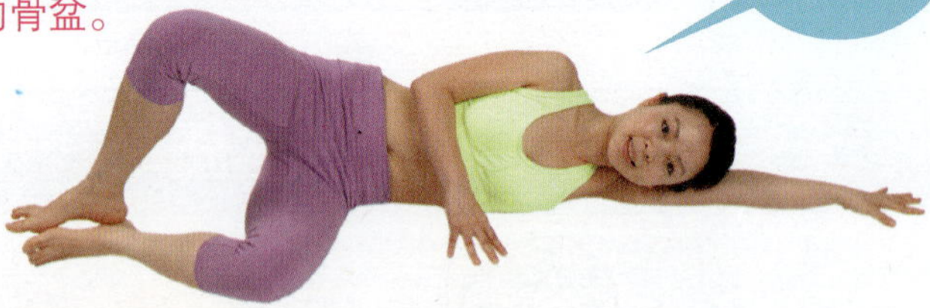

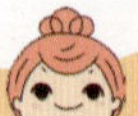

动作要点

侧躺时，身体尽量维持在正中的位置，不要往后倒。

训练重点

重塑

重塑歪斜的骨盆

站姿拉臀

能伸展腿部后侧，包含小腿和大腿后侧，放松臀部周围紧张的肌肉，活化髋部淋巴结，同时能改善腰酸背痛、臀部紧绷、下肢水肿的问题。

动作演示

1 > 四肢跪姿，右脚往前方跨一大步到两手中间，左脚脚趾稳稳地踩在地板上。

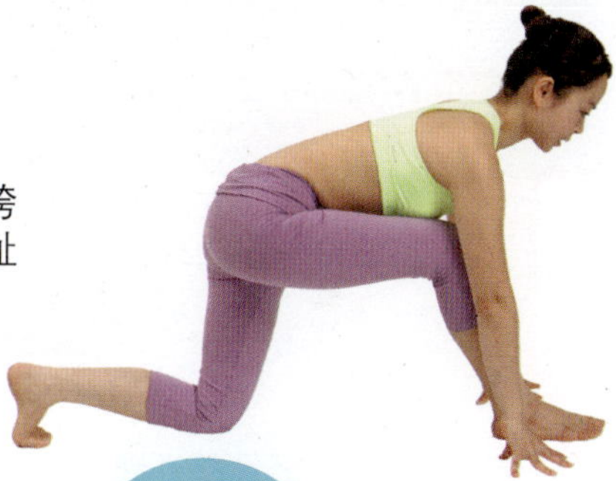

2 > 吸气，左脚脚趾踩地，将膝盖离开地板，拉长左大腿的前侧；吐气，轻轻地将右脚跟往地板的方向扎根，慢慢拉长右大腿的后侧，保持骨盆的稳定，停留10个深呼吸。吸气时，左腿膝盖轻轻回到地板，吐气，右脚弯曲回到四肢跪姿，换脚。

10个呼吸

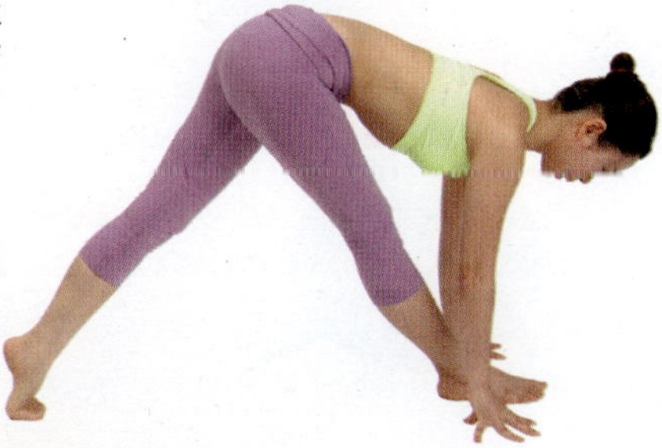

✻ 后方脚的脚趾头要踩稳，切勿为了要伸直前方的那只脚，而使骨盆左右摇晃。

动作要点

吸气时延伸脊椎，吐气时放松紧张的肌肉，如果前方腿的后侧感觉太紧绷，你可以稍微弯曲膝盖，或是用砖块支撑双手来增加一些高度。想象骨盆的后侧上方放了一杯“咖啡”，不要让“咖啡”掉下来，让“咖啡”和骨盆与地板呈平行状。

训练重点 **活化**

刺激骨盆及髋关节

“4”字抱腿

能伸展下背部和臀部周围深层的梨状肌等旋转肌肉，可以放松臀部及下背肌肉、活化髋部淋巴结，还可改善腰酸背痛、坐骨神经痛、下肢水肿。

动作演示

1 > 躺姿，左腿伸直，抱住右膝靠近身体。

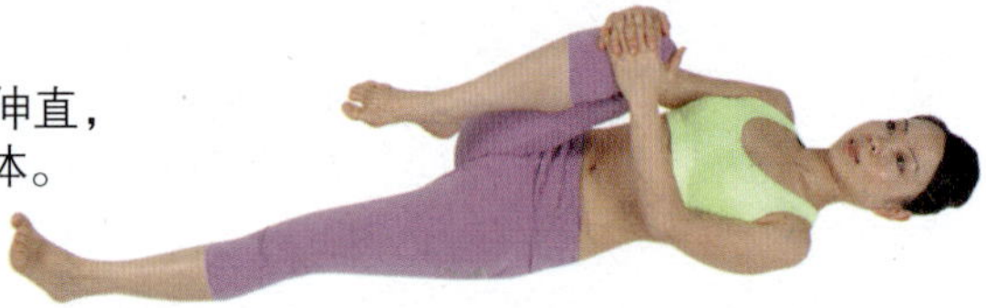

2 > 轻轻地转动髋关节，将右脚掌放在左手的肘窝内，左手抱在右小腿的前侧，右手从右大腿外侧环抱着右小腿，双手可以互扣在一起，停留10个呼吸。换边，重复5次。

✱ 转动髋关节后，如果小腿无法靠近胸口，不要勉强，以免造成膝盖的负担。

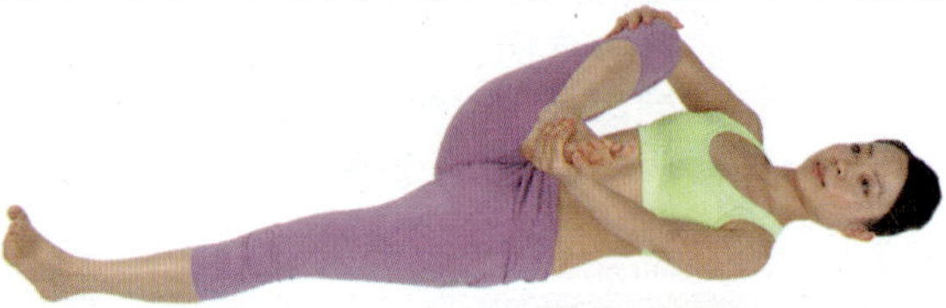

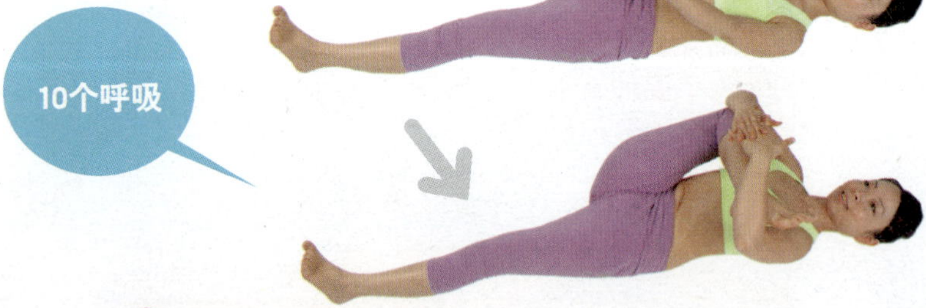

动作要点

躺姿时，如果有耸肩和头无法平放在地板上的情形，可以拿一个瑜伽砖或毛巾垫在头的后方。

训练重点
燃脂

燃烧腰腹的脂肪团

钻石腿

能伸展腹部的核心肌群和髋关节外侧及臀部的旋转肌群，放松下背、活化髋部淋巴结、训练核心肌群，还可改善腰酸背痛、骨盆歪斜、高低肩、锁骨一高一低、“拜拜袖”、肥肚。

动作演示

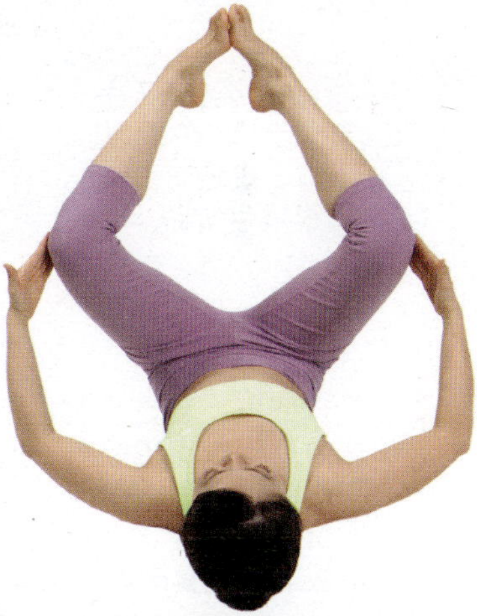

1 > 躺姿，腰部轻轻地贴在地板上，双膝弯曲打开呈“钻石”形，双手放在膝盖的外侧，肩膀稳定向下。

2 > 吸气预备，嘴巴吐气，下巴收进来，延伸颈椎，胸口去找肚脐，双手水平离开地板，双腿伸直往正上方延伸拉长。吸气停留，嘴巴吐气，身体回到地板的位置，脚再回到“钻石”的形状。

* 收下巴时，用腹部收缩的力量，让头抬起来，不要用脖子的力气。

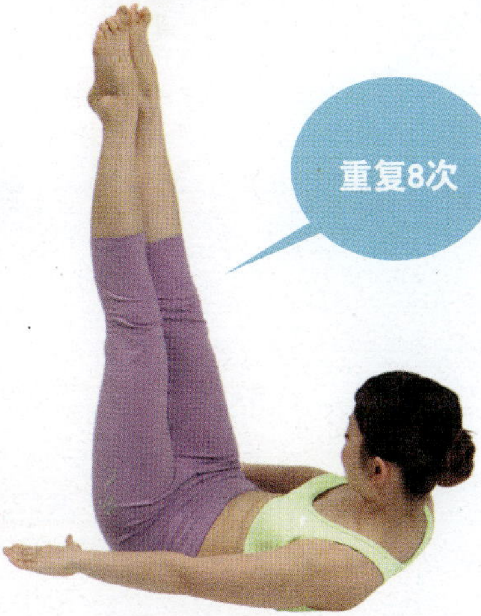

重复8次

动作要点

做任何动作之前不要忘了先稳定核心肌群和肩胛骨。如果一开始觉得脖子很酸，可以先将头部放地板上，做髋关节和臀肌的伸展。当脚拉出去时，多一点点延伸，可以帮助拉长腿部线条。

放松骨盆的僵硬肌群

训练重点

放松

鲸鱼尾巴

能伸展骨盆底、臀部及大腿后侧，训练核心、背部、臀部、腿后侧肌群，还可以改善高低肩、松臀、骨盆歪斜。

动作演示

1 > 趴姿，双手交叠，垫在额头下方，双膝弯曲，脚跟推住脚跟。

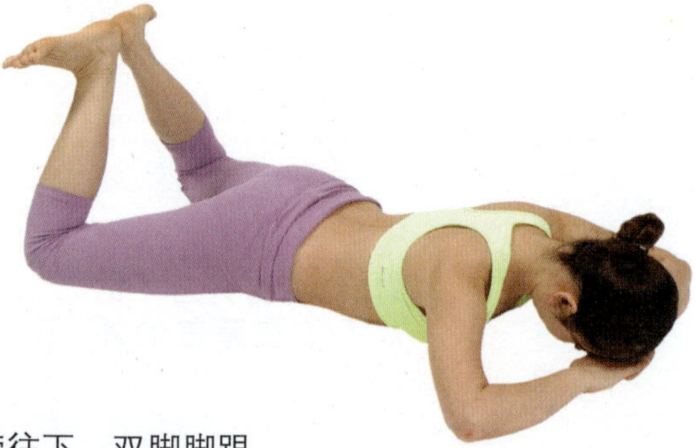

2 > 吸气，稳定肩膀往下，双脚脚跟往内互推；嘴巴吐气，肚子往内收，脚跟互推，大腿向上离开地板，吸气停留；嘴巴吐气，让双脚慢慢地回到地板上，重复8次。

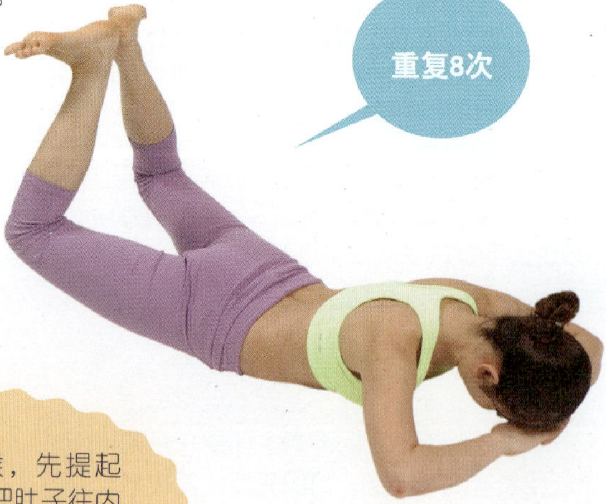

重复8次

动作要点

抬起大腿的时候，先提起臀部和大腿后侧。要把肚子往内收，不要用腰的力气抬大腿。

DVD示范

恢复髋关节的弹性

训练重点 **弹力**

髋关节画圈

能伸展骨盆及活化髋关节及周围的深层肌肉，还可以改善腰酸背痛、臀部酸痛、下肢水肿、骨盆歪斜。

动作演示

1 > 躺姿，双膝弯曲，双脚踩地，同时打开与肩同宽，脚趾头朝正前方。

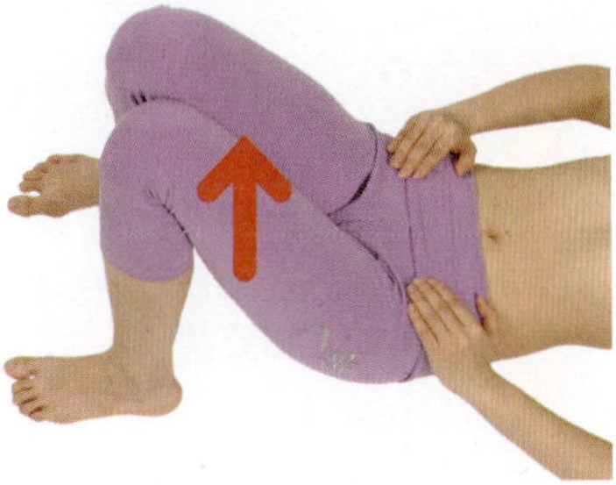

2 > 吸气的时候，保持骨盆稳定，右脚向内，左脚往前延伸。

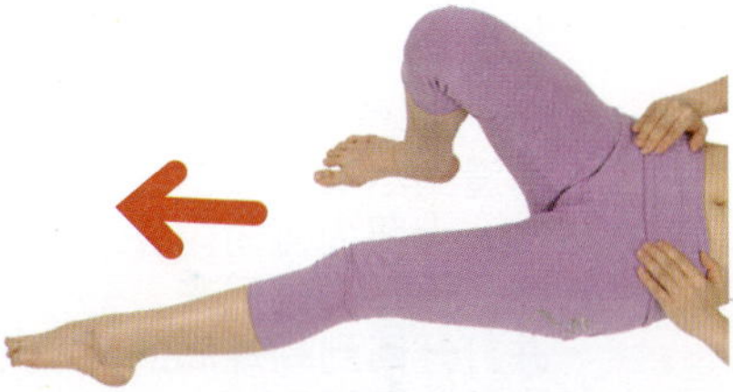

3 > 吐气的时候将左脚往外转再拉回来，重复5次之后，换方向。吸气时往外转往前，吐气的时候往内转再拉回。

✽ 转动脚的时候，需先稳定骨盆。

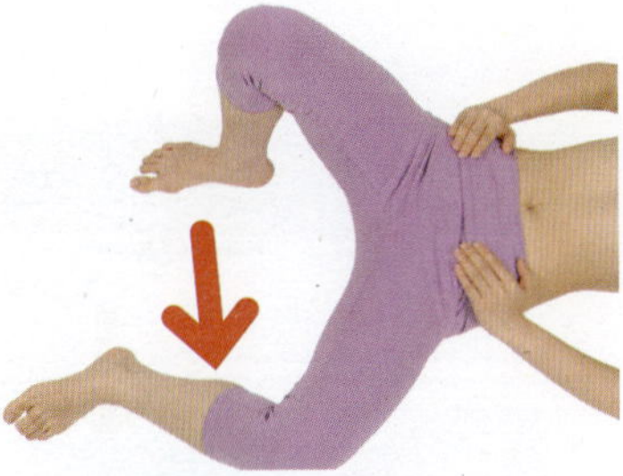

动作要点

脚是往正前方延伸，不是往外侧延伸。转动脚时，动作不需要很大，将注意力放在髋关节的活动与骨盆的稳定上。

左右8次

消除下半身水肿

训练重点

消水肿

青蛙滑水

能伸展骨盆底肌群、髋关节和大腿内侧，放松髋关节周围的肌群、骨盆底、大腿内侧肌群，还可改善坐骨神经痛、下肢水肿、粗腿、腰酸背痛。

动作演示

1 躺姿，双手交叉放在后脑勺，弯曲双膝，双脚脚心相对呈蝴蝶脚姿势。

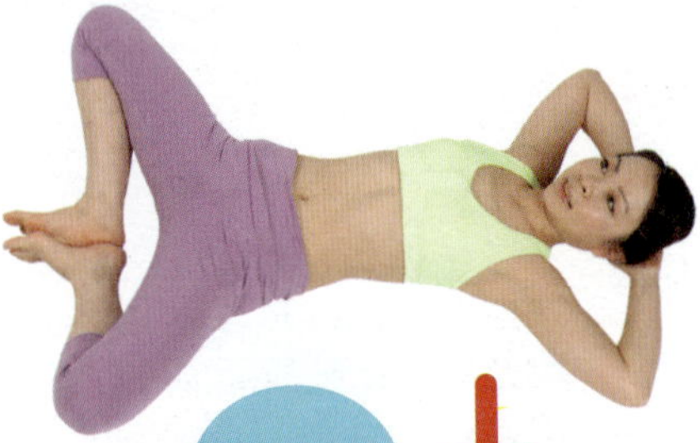

重复8次

2 吸气，双脚往前滑到尽头，嘴巴吐气，大腿内侧向内并拢，再将脚拉回来，并打开回到蝴蝶脚的位置，重复8次。

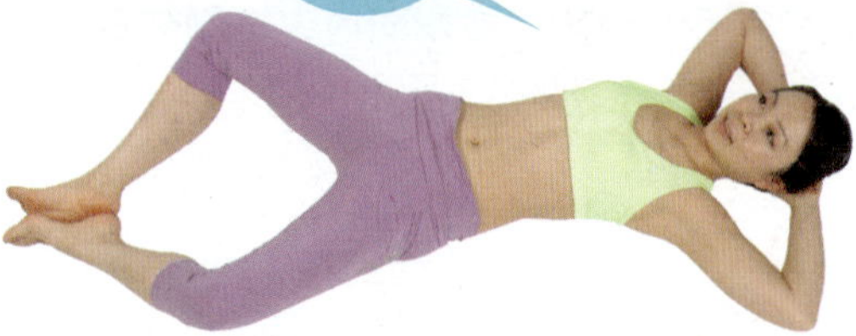

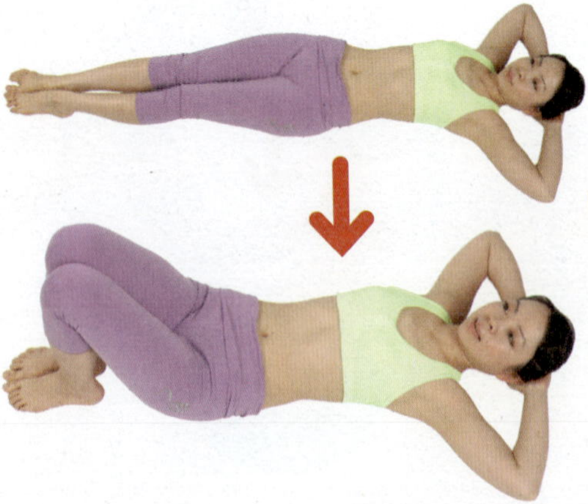

动作要点

双脚做滑水动作的时候，身体要稳定，不要晃动。吐气的时候记得先把肚子往内收，用肚子收回来的力气把脚拖回来。

活络少动的骨盆关节

训练重点

活络

单脚画圈圈

能伸展臀部、骨盆底、核心肌群、髋关节以及其周围小肌群，还能改善腰酸背痛、肥肚、小腹凸出。

动作演示

1 > 躺姿，双脚平踩在地上，双手平放在骨盆的上方，确保身体是稳定的。

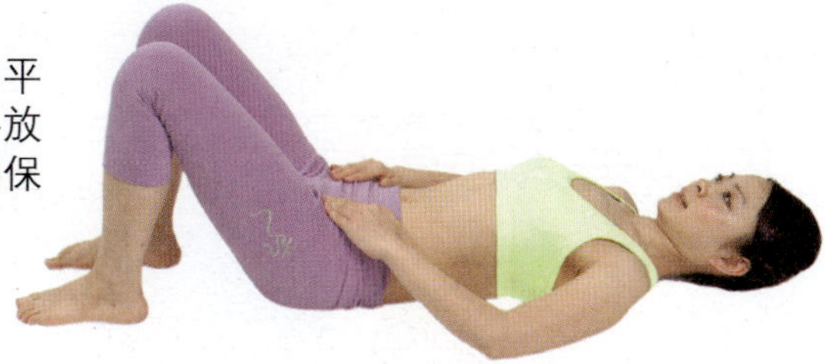

2 >

吸气预备，嘴巴吐气，肚子往内收，轻轻地抬起右脚，膝盖弯曲呈90度。吸气的时候从髋关节开始带动膝盖由内往外画半圈；嘴巴吐气时由外往内画半圈圆，再回到中央，这样画5圈；吸气停留，吐气，将脚放回到地板上，换左边。

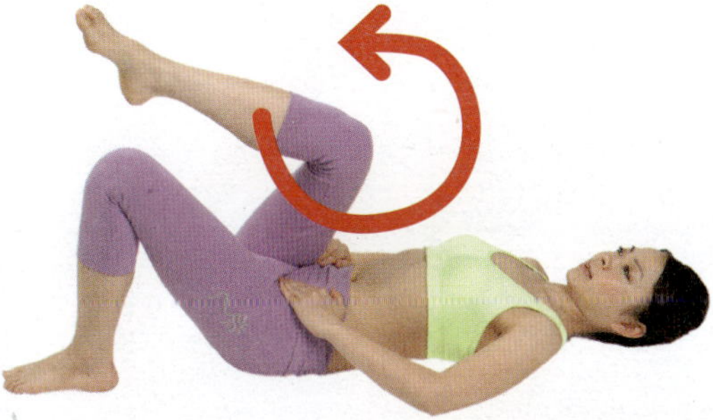

✱ 画圈时，角度不要太大，会造成骨盆左右摆动。

动作要点

做动作时，要让身体稳定，注意力集中在骨盆稳定和髋关节的活动上面，动作幅度不需要很大。

改善坐骨神经痛

训练重点 **拉筋**

坐姿射箭

能伸展髋关节周围、大腿内侧后侧肌群、臀部外侧，还可以改善坐骨神经痛、臀部酸痛、骨盆歪斜、高低肩、腰酸背痛。

动作演示

1 坐姿，右脚掌放在左大腿内侧。

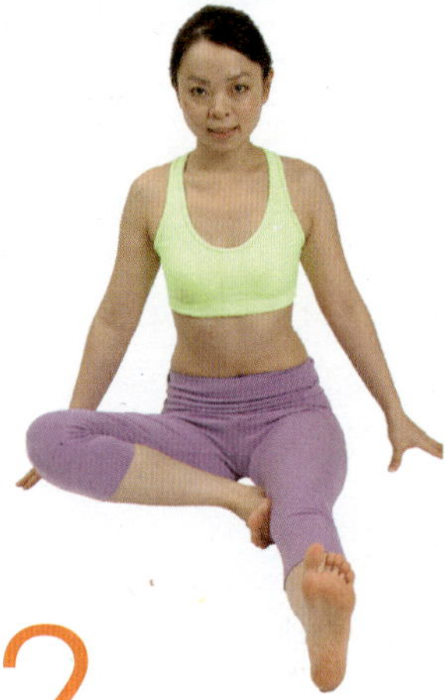

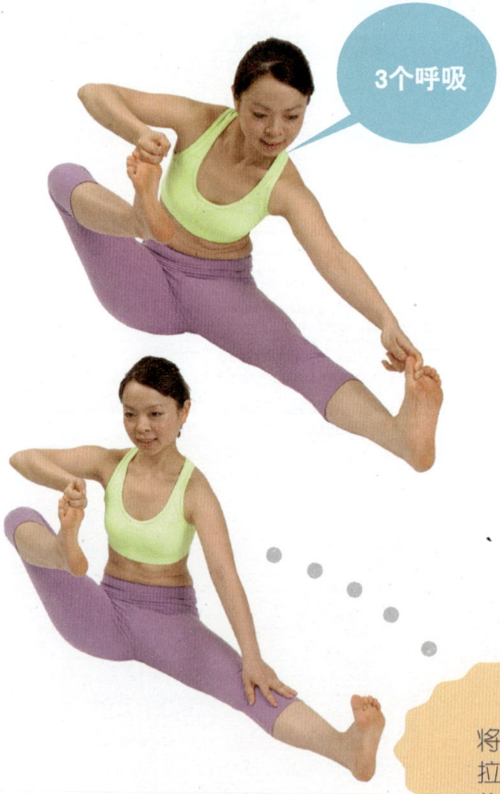

2 左手拉住左脚的大拇指，吸气，右手抓住右脚的大拇指，像拉弓箭一样往后往上拉；吐气，轻轻地从臀部开始抬高你的脚，眼睛看向右脚前方，停留3个呼吸之后换脚。

动作要点

如果手抓不到脚趾头，可以将手摸在小腿或是大腿的上方。拉起脚的右手不耸肩，保持肩胛往下，不要驼背。

“粗手臂”＋“宽肩膀”的宿命，看起来就是胖?!

“怎么办？我的肩膀好宽，穿衣服看起来好壮哦！”你是否有一对厚厚的肩膀和粗手臂，活像个橄榄球员呢？

你总是最喜欢冬天，因为可以穿着长袖大衣，遮住忧人的粗壮肩膀及手臂，但是一到夏天，穿上短袖或贴身衣服时，肩线就会跑掉，身材粗勇，甚至有“女工头”的称号！别人穿着美丽的背心、露肩洋装，你却只能选择宽松的蝙蝠衫。而且奇妙的是，女生如果肩膀宽，不管下半身多瘦，都容易让人感觉胖！

肩膀壮肉和粗手臂是出了名的难减，最主要的原因在于肌肉形态，摸摸你的手臂及肩膀肌肉，感觉软绵绵还是很僵硬呢？因为每个人的生活习惯及肌肉使用方法不同，所以会产生不同的肌肉形态，形成了不同的体型，在这里我们将肌肉形态分成三种来做说明。

肩胛骨周围有许多肌肉，所以活动肩胛骨，有助于促进血液或淋巴流动。淋巴就像是回收体内废物的“下水道”，但是淋巴不会自动流动，必须靠血液和肌肉的活动才能流动。要促进淋巴流动，除了按摩之外，全身运动也不能少。

NO! 肌肉硬邦邦的“金刚芭比”

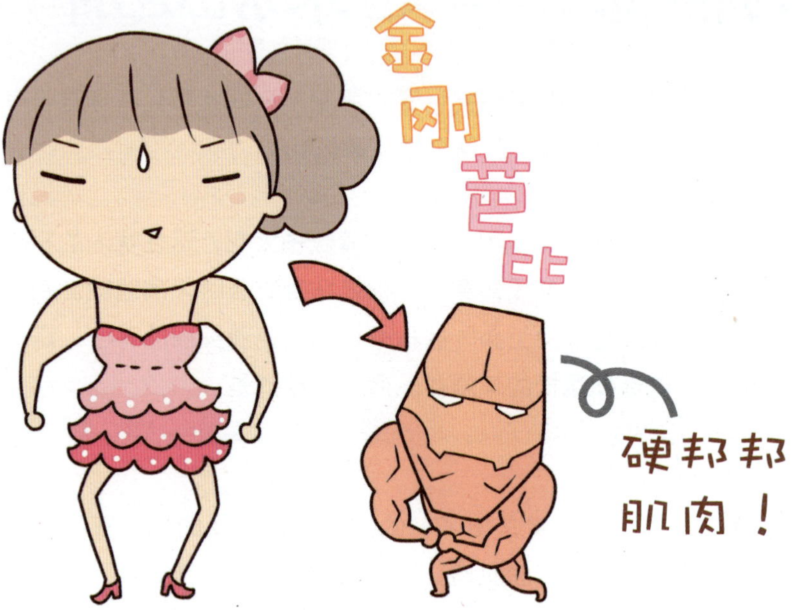

一般来说，拥有宽厚肩膀的你，肌肉属于僵硬的“金刚芭比型”。捏捏你肩膀的肌肉，是不是特别僵硬？而且一坨一坨的？每天长时间久坐，一直重复着相同的动作，肌肉就会因为持续性的重复收缩而变紧变短。尤其现代人双手几乎都在身体前方重复工作，也很少主动做反向的肌肉伸展，厚肩膀、粗手臂都是因为肌肉活动不正常造成的。

这种生活状态除了会让体态不美观之外，还会让肌肉逐渐失去弹性，血液循环也会不良。如果不理会，没有适时地放松及伸展紧绷的肌肉，包在肌肉外层的筋膜也会慢慢地变厚，形成筋膜硬化，这也是为什么肌肉一僵硬后就会变成一坨坨的。

NO！肌肉松垮的“棉花糖人”

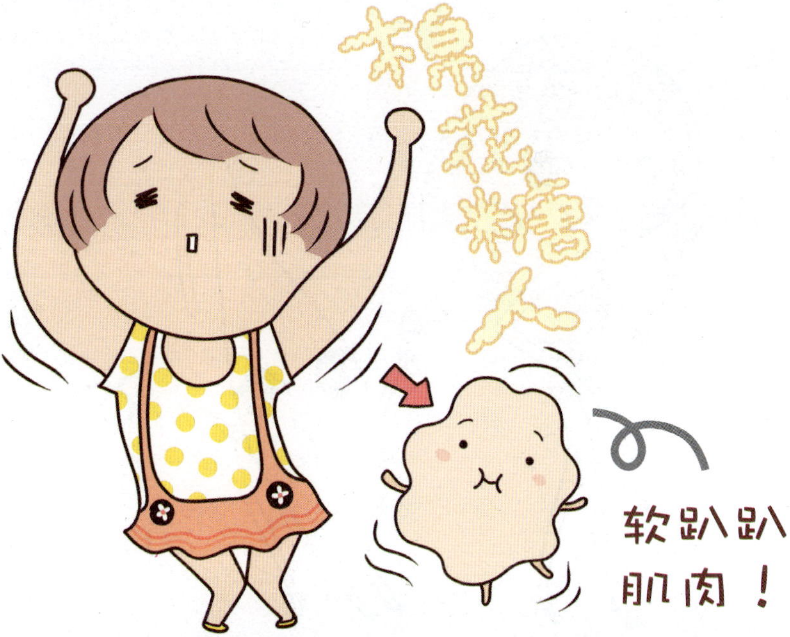

每次穿短袖，“拜拜袖”总是一览无遗吗？全身肌肉都软绵绵的，像棉花糖一样，这表示你身体里脂肪当道，而且肌肉筋膜无力。轻压你的肌肉，是不是感觉不到任何肌肉的线条，这样的情形表示身体的脂肪量已经大于肌肉量。

脂肪和肌肉的构造是完全不同的，肌肉由蛋白质组成，当肌肉没有力气时，脂肪组织开始增大，数量也开始变多，因此肌肉和筋膜开始变得没有力气，也无法好好支撑身体和体内脏器，这样一来不仅肌肉变得松垮，身体也更容易感觉到疲累。

OK！ 肌肉修长的香肩美人

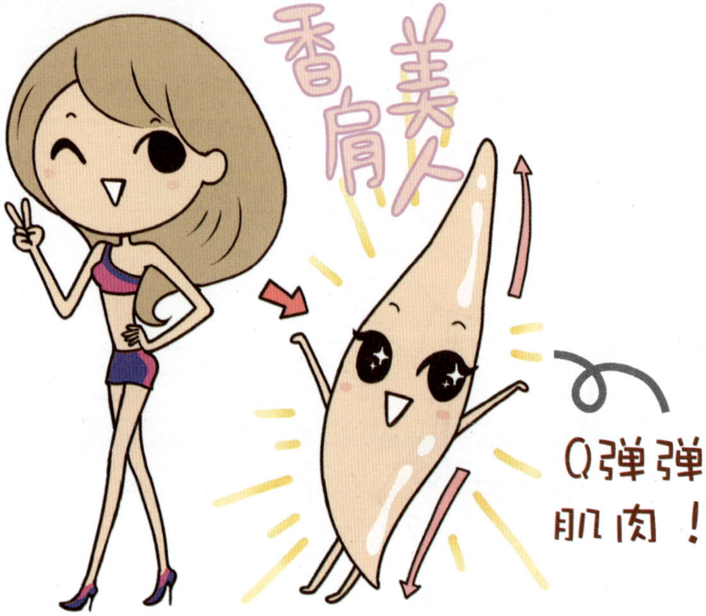

最理想的肌肉形态是“修长型”，何谓修长肌肉呢？肌肉的线条呈长形而且有弹性，具备一定的肌耐力和柔软度，摸起来没有僵硬感，能摸到肌肉的形状及Q弹的触感，这才是最健康的肌肉形态。

当你的肌肉状况健康，体内的血液循环良好，就不容易产生酸痛。因为循环好了，肌肉的温度也会变高，自然会提高身体的代谢力。不只是厚肩膀，许多令人困扰的体态，如“拜拜袖”、虎背熊腰都慢慢离你远去喽！

赶走硬肌肉，你也可以变成“香肩美人”！

不要灰心，只要让软趴趴肌肉变得有力气，并软化僵硬的肌肉，就可以改善你的肌肉形态，塑造成有弹性且修长的Q弹美肌，变成性感的香肩美人一点都不难哦！

属于“金刚芭比”的你，目前激烈的运动已经不再适合你，它只会让肌肉越来越强壮僵硬，你所需要的是“软性伸展”，时常按摩肌肉以及泡澡都是很不错的方法，再配合规律的拉筋瑜伽和肩胛骨瑜伽，慢慢地把僵硬肌肉延展拉开。饮食方面，尽量少吃油炸及重口味的食物，多尝试清淡的饮食，每天喝一杯果醋或是自己酿的酸梅汁，这些都可以帮助软化僵硬的肌肉。

如果你是脂肪过多的“棉花糖人”，切记不要用节食的方式来减肥，因为这样只会降低肌肉量，让肌肉越来越松垮。你需要的是多摄取富含优良蛋白质的食物，如豆浆、水煮蛋、白肉，多做健走、游泳等全身性的运动，或者每天按摩全身之后，再配合肩胛骨瑜伽来锻炼肌肉的力气。

按摩能增加局部循环，先软化脂肪使脂肪细胞变小，接着做肌肉训练可以消耗脂肪，让肌肉结实。只要持之以恒，相信一星期之后，你的身型就会小一号，出现意想不到的效果哦！

多做做肩胛骨瑜伽吧！无论你是“棉花糖人”还是“金刚芭比”，让肌肉漂亮的秘诀在于：每次练习的次数不用多，但是要专注在呼吸和动作的延伸上面，拥有修长肌肉的日子就不远喽！

打造若隐若现的性感锁骨！

拥有漂亮的锁骨是每个女孩的梦想，锁骨与肩膀相连，它与香肩可以勾勒出女人上半身的曲线与气质。完美的锁骨具有以下特征：锁骨线条清晰，锁骨窝深浅适度，肩膀顶端饱满不臃肿，肩头略带一些肌肉，视觉上看起来圆润有弹性。但是因为错误的生活习惯，如驼背、耸肩等，导致形成高低肩，进而带动锁骨歪斜，在外观上可明显地看出。

其实，拥有完美锁骨一点都不难，只要随时注意让肩胛骨下沉，颈部自然延伸修长，不要含胸耸肩，每天搭配5分钟的肩胛骨瑜伽，锁骨自然会变得迷人哦！

肩胛骨和锁骨之间的关系，就好像金鱼和水的关系一样密切。锁骨的功能是协助支撑肩关节，锁骨的一端借着胸锁关节连接手臂、肩部和其他骨架，借由肩锁关节连接在肩胛骨上，帮助延伸肩胛骨，可以将肩膀往下往前拉。

肩胛骨、锁骨和肱骨形成肩关节，再与肌肉、筋膜构成整个肩膀。当肩胛骨歪斜时，前面那性感的锁骨就会跟着一高一低了。也因为锁骨的形状像杆子，可以将肩胛骨和上肢悬吊在一起，做深呼吸时还可以协助肋骨往上抬，所以，当肩颈、锁骨歪斜或是它们之间的稳定度不够时，光是呼吸就能引起肌肉僵硬和紧张，肩颈酸痛的问题也就会慢慢地出现。

流汗也是变美的秘密哦！

身体排出有害物质有两种方式，一是排便，另一个就是排汗。持续做肩胛骨瑜伽有助于打开汗腺，流出不黏腻又清澈的汗液。流汗可以帮助身体排出疲劳物质和有害的重金属、毒素，同时也有调节体温的功能，借由氧化反应来消耗热量提升代谢力、降低身体脂肪。

人体本身就拥有自愈能力，依靠自身的力量来拉动肌肉和骨骼，从而刺激人体的淋巴组织和腺体等，同时也可以按摩内脏、加快新陈代谢和强化自律神经，以便减少疾病及疼痛的发生。

解冻瑜伽 做了会流汗·拉长肌肉的简单动作！

姿势A 雷达转动

活动区域：训练核心肌群、腹内外斜肌

解除症状：高低肩、厚肩膀、腰酸背痛、脊椎侧弯

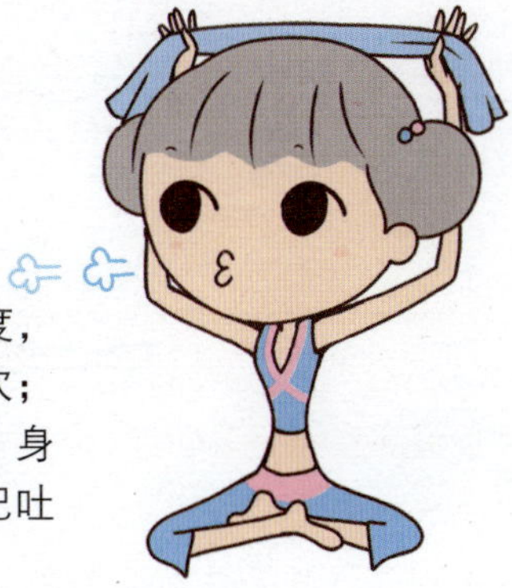

1. 坐姿，双手打开略比肩宽，用大拇指夹住弹力带，四个手指头并拢指向天空。

2. 吸气，肩胛下压，手肘弯曲90度，身体往右边转两次，嘴巴也吐气两次；吸气，身体转回正中央，嘴巴吐气，身体再往左边转两次；吸气回正，嘴巴吐气再把手肘伸直，左右各5次。

姿势B 跪姿抬腿

活动区域：训练核心肌群、臀部的肌肉

解除症状：小腹凸出、肥肚、松臀、“拜拜袖”

❶ 四肢跪姿，双手打开放在肩膀的正下方，膝盖在髋关节的正下方，脚趾头踩在地板上，吸气预备。

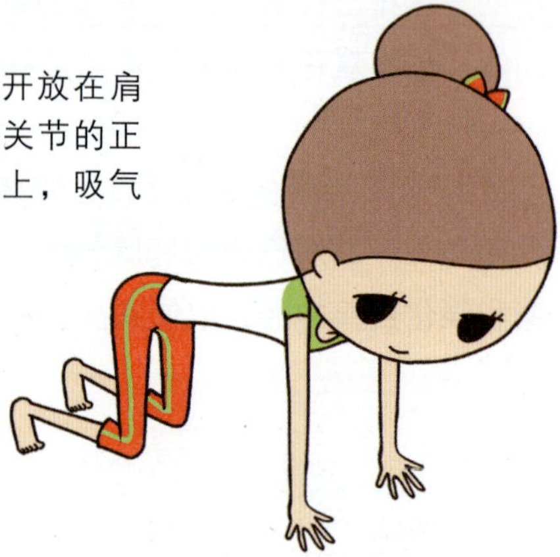

❷ 吐气的时候，右膝保持九十度弯曲，往右边抬高，吸气停留，吐气回正，换边。

左右各一回视为一次，一共做8次。

提　示

抬高脚时，膝盖到脚掌平行抬起，膝盖不要低于脚掌。膝盖带动着小腿和脚掌离开地板。

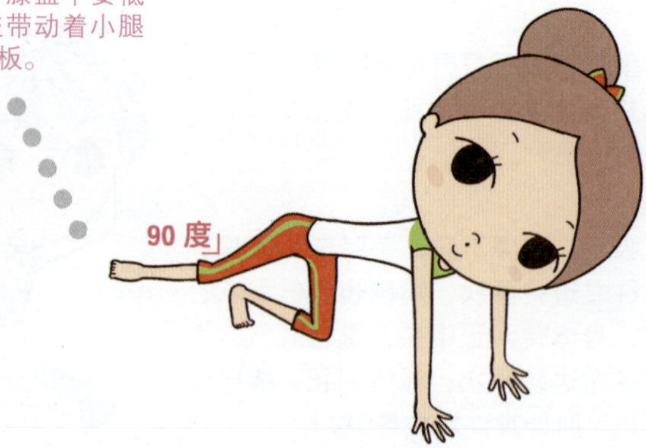

姿势C 摇摆尾巴

活动区域：训练肩胛骨肩膀的稳定、臀部和腿部外展、内收肌群

解除症状：小腹凸出、肥肚、松臀、“拜拜袖”

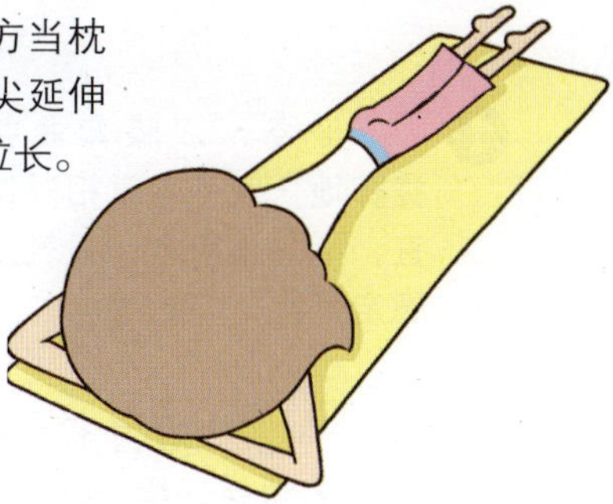

1 趴姿，双手交叠放在额头下方当枕头，双脚打开和臀部一样宽，脚尖延伸拉长，吸气，臀部收缩，腿后侧拉长。

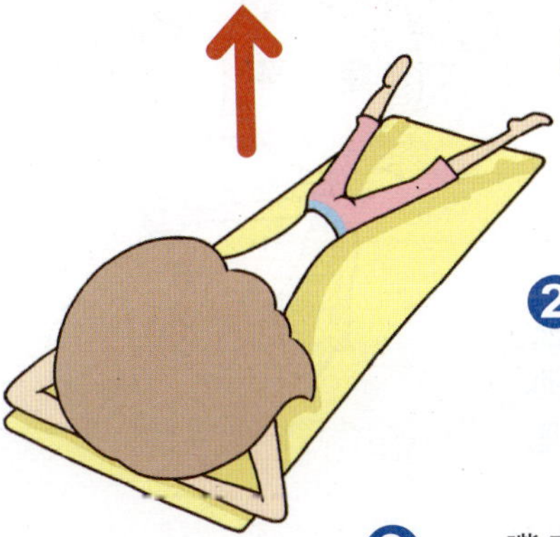

2 嘴巴吐气双脚延伸离开地板，吸气，双脚往两侧打开。

3 嘴巴吐气，脚回勾并往内夹，回到脚跟贴脚跟的位置，一开一合为一次，一共做8次。

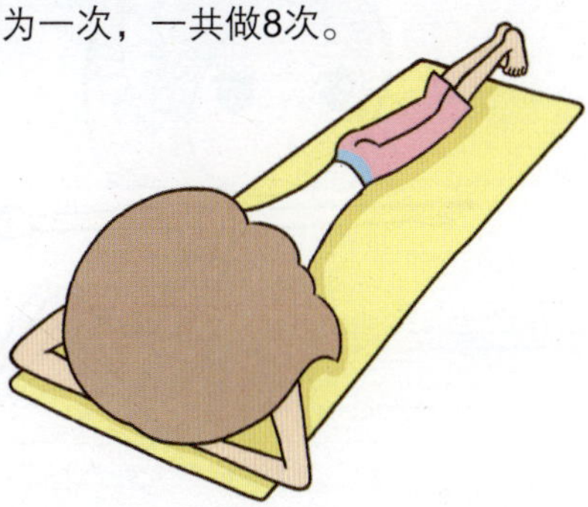

提 示

脚离开地板前先让双脚延伸，这样会让臀部及腿后侧的线条更美丽。双脚延伸时，膝盖不弯曲，大腿不要碰到地板。

姿势D 侧面切蛋糕

活动区域：训练核心肌群、腹内外斜肌、肩颈、腰背周围的僵硬肌

解除症状：高低肩、锁骨一高一低、腰酸背痛、脊椎侧弯、肩颈酸痛

1. 坐姿，双膝弯曲并拢踩地，双手手掌相对伸直，指向正前方，吸气，稳定骨盆。

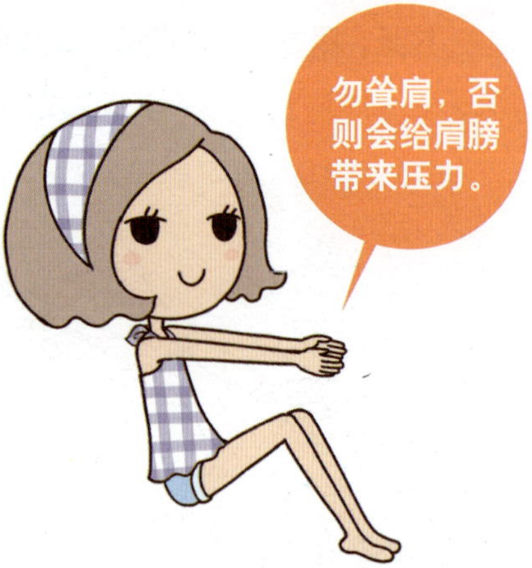

2. 右手心向下往右方滑切，带动身体往右边转，嘴巴吐气，肚子往内收，右边的肋骨去找肚脐，身体及手臂回正，再转回手掌心；吸气，往左边滑切，嘴巴吐气，左边的肋骨去找肚脐带动身体再回到正前方。一右一左是一次，共做8次。

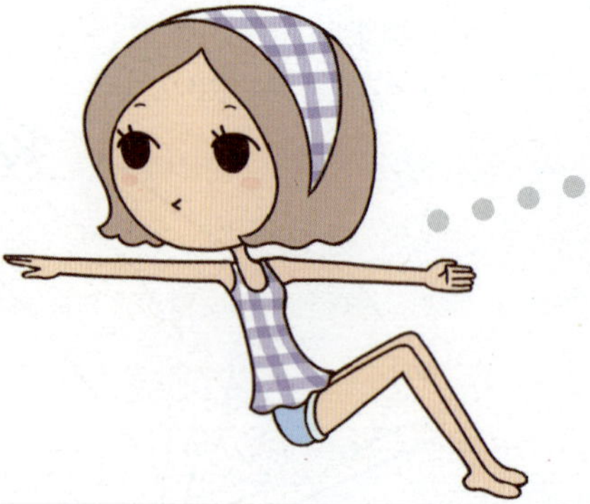

提示

做手部滑切动作时，身体要跟着转动。身体转动从核心位置开始，不是从手臂开始移动，所以不管是把手拉出去还是把手拉回来，都要感觉是肚子往内收，带回手臂。

姿势E 推球吐气

活动区域：训练核心肌群、手臂内侧

解除症状：胸闷、呼吸浅短、肩周炎、高低肩、锁骨一高一低、驼背、“拜拜袖”、松臀

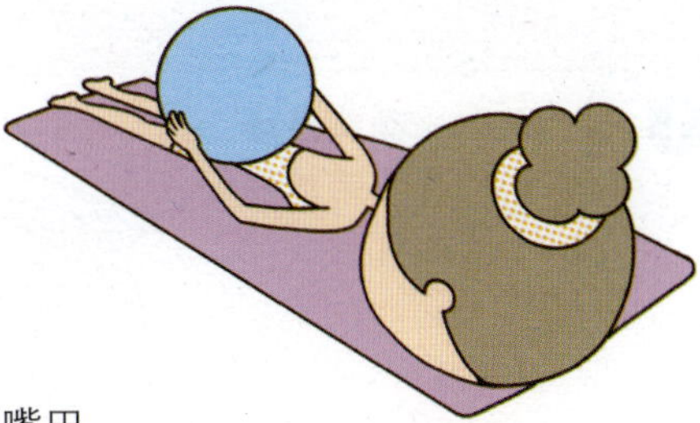

1. 趴姿，额头点地，双手轻轻地扶住弹力球，放在腰上。

2. 吸气，向后方转肩膀，嘴巴吐气，手向后延伸拉长带起上半身；吸气时，带着球拉长手臂内侧，嘴巴连续吐气2次，带着球往上推2次；吸气，再一次把手往后拉长，重复嘴巴吐气，带着球往上推，连续做3回为1次，一共做3次。

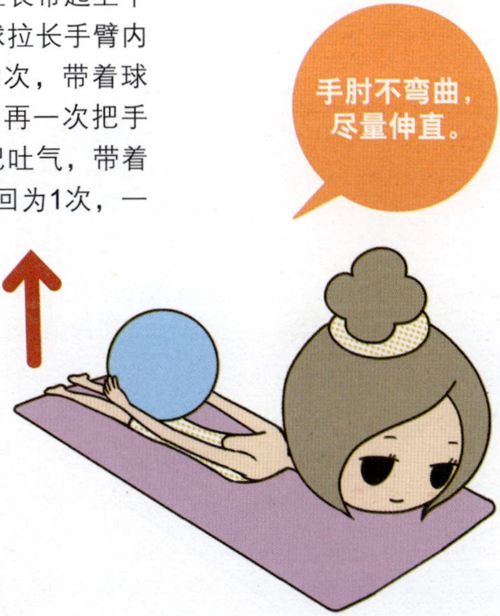

提示

肩膀不要往前推。向后转动肩膀时，好像有人拉着你的手指一样，不需要很用力，但是延伸的感觉不可少。

姿势F 拉弹力带

活动区域： 训练核心肌群、手臂内外侧

解除症状： 胸闷、呼吸浅短、肩周炎、高低肩、锁骨一高一低、驼背、“拜拜袖”、松臀

1. 趴姿，额头点地，双手拉住弹力带放在臀部，不要耸肩。

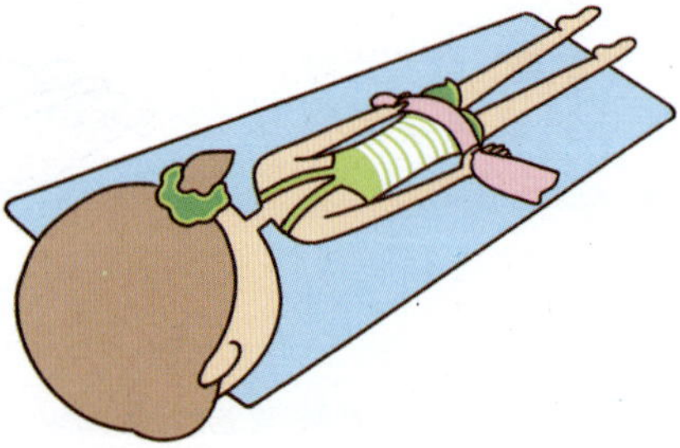

提　示

动作不需要做很大，弹力带也不需要拉得很开，多注意身体的稳定和动作的延伸度。

2. 吸气，向后方转动肩膀并带起上半身，颈部延伸拉长；嘴巴吐气，双手带着弹力带微微地离开腰臀部；吸气，将手往后延伸拉长，嘴巴吐气，双手带着弹力带往两侧拉开两次，重复五次；嘴巴吐气，将身体带回到地板上。

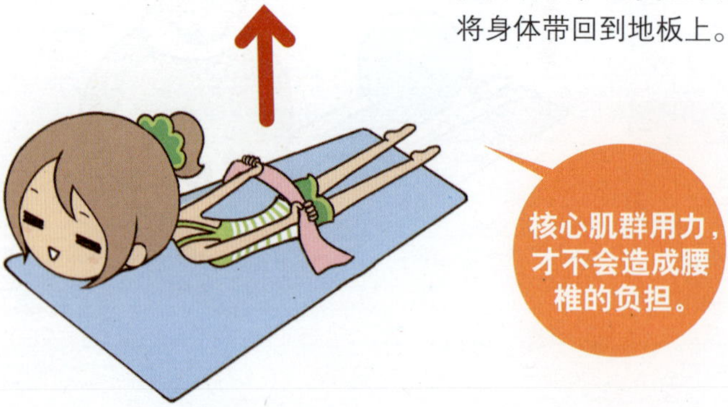

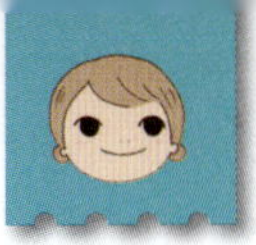

肩胛骨越有力量＝瘦肚子效果大增！

你相信吗？肩胛骨居然具有提升美腹及瘦肚子的魔力!？肚子能不能瘦下来，关键就在于背部的力量，而肩胛骨正是让背部充满力量的关键。背部缺乏力量的话，不仅会让你的肚子变得松弛，同时也会让肩胛骨的关节变得僵硬，间接造成肩颈紧绷与腰痛。

现在请你试着将背挺直，并且收缩肩胛骨。感觉到身体前侧有什么变化吗？收缩肩胛骨时，胸前像在做深呼吸时一样地扩展。因为使用腹肌、背肌的力量将上半身提高，所以腹部应该变得平坦才对。

许多人想通过锻炼腹肌让腹部变得平坦。但如果你希望拥有好看的腹部，也请别忘了锻炼你的背部。因为身体是立体的，不是只锻炼正面，也不是只锻炼背面，而是要360度地紧实全身。

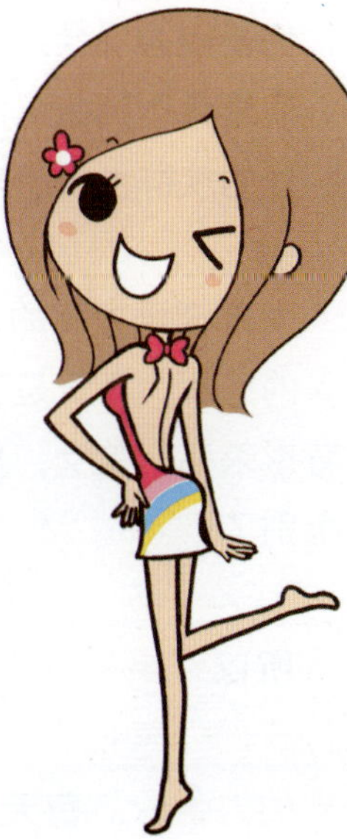

因此，想要瘦肚子，有空时记得多活动肩胛骨吧！建议大家可以稍微改变一下生活习惯，比方说，洗澡时不要使用长条沐浴巾，改用沐浴手套来洗净背部的每一寸肌肤。另外，当你感觉疲劳时，也可以试着转动一下自己的肩膀及肩胛骨。

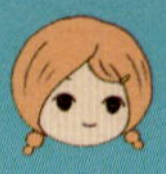

再见了，充满“脂肪团”的背！

“虎背熊腰”的外号，已经跟着你好久了吗？你的背总是充满脂肪团，穿上内衣时会挤出好多块浮肉，影响穿衣美感跟自我感觉。充满脂肪团的背部不仅不漂亮，更会影响全身的血液循环及体态的优美。

背部的中心是脊椎，延伸背肌时，脊椎两侧的肌肉会显现出来，后背的正中央就会出现一条“维纳斯线”，这是想要拥有美丽背影不可或缺的线条，想要拥有维纳斯般的美背，就必须锻炼背部的力量。

人类从四足爬行演化到直立行走后，背肌始终扮演着重要的角色，但是因为现代人的生活习惯，双手的活动范围几乎都是在身体前方，肩胛骨周围的肌肉长时间被拉长，被肩颈、手臂及背部肌肉酸痛所困扰的族群也就越来越多。

背部充满力量的话，才能锻炼出真正的“维纳斯美背”，散发出动人的光辉，不管是穿衣服还是自我感觉都会非常良好，成为真正的“背影杀手”美女，从此跟充满脂肪团的背部和穿胸罩时挤出来的浮肉永别了！

所以不要忽略肩胛骨的重要性，请认真感觉一下肩胛骨的存在吧！背部力气较弱的人，就算不做全身运动，也请务必经常“锻炼背部的力量”。每天做肩胛骨瑜伽，提升背部的力量，想要瘦肚子和美背就绝对不是问题了！

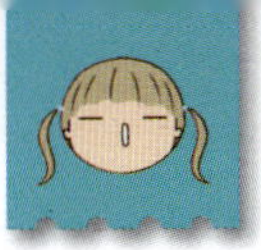

驼背让你看起来老10岁！

驼背所带来的印象就是“老气”、“忧郁”、“身体虚弱”、“精神差”、“没自信”等，全都是负面的。不管是再怎么漂亮、有气质的女性，只要一驼背，美丽指数立刻大打折扣。同时，驼背的体态也会连带影响到胸形。

身体的正面和背面是一体的，是“成对活动”的。因此，只要持续进行收缩背部的训练，身体前侧就会出现戏剧性的变化哦！最简单的例子是我们的胸部，当你收缩肩胛骨并且挺胸时，乳峰的位置会提高。相反地，当你驼背时，胸部也会同步下垂，因此想要拥有美胸，首要条件就是千万不能驼背！

正常的脊椎弧度可以减缓因不正常使用肌肉所产生的酸痛感，更能缓冲因走路、跑步或跳跃等动作所产生的反作用力。但是如果肩胛骨的位置异常，很容易造成胸椎弧度变大，使肩膀和头部被迫前倾来维持身体的平衡，体态就变得像“龟仙人”一样。除了外表看起来老态龙钟之外，也很容易造成呼吸困难，颈部和肩背的肌肉也会因过度被拉长而酸痛。

随着年龄的增长，肌力的律动感也会慢慢消失，因此“肌肉的力量＝生命力”，而驼背就是肌肉力量开始变小的表现。想要让身体充满活力，展现出闪闪发亮的魅力，不想做个“没有生命力的美女”，那么一定要赶快将驼背的坏习惯改掉哦！

背部力量提升！
3个动作让你重拾漂亮腰线

让背部充满力量就能使腹部肌肉变长，赶走“小腹婆”、矫正驼背，进而拥有美丽的腰线及胸形。但是真正能美化腰线的关键却常常被忽略，接下来介绍3个简单动作，让你不必再做累死人的腹肌运动，也能练出美丽的腰线哦！

动作1 超人起飞

► 改善驼背、脊椎侧弯、肥肚，训练核心肌群及背腿的肌肉

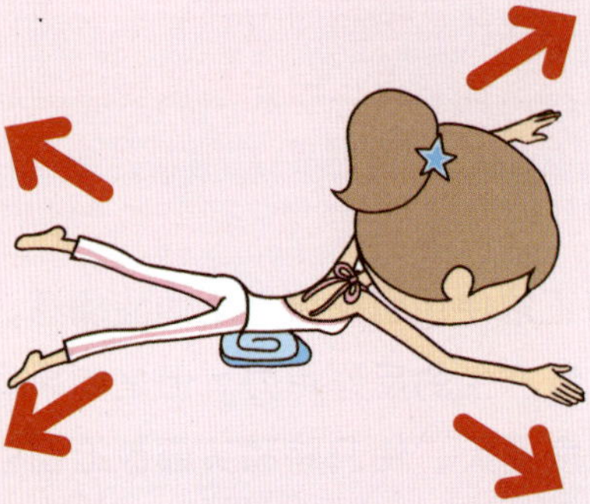

1 > 趴姿，将浴巾卷成长筒状放在腹部下方。

2 > 吸气，肩膀稳定往下，双脚向正后方延伸拉长；吐气时，肚子往内收，手脚一起延伸离开地板，像背着降落伞一样；保持住，吸一口气，接着嘴巴吐气，再将身体稳定地回到地板上。

动作2 海盗船

► 改善小腹凸出、松臀、“拜拜袖”，训练核心肌群

1 > 趴姿，手脚和超人起飞的动作一样，“飞”起来离开地板，吸气的时候轻轻地抬起上半身。

2 > 吐气的时候抬起下半身，动作要稍快，一吸一吐之间，身体会好像海盗船一样前后摇摆，前后摇摆十次之后放松回到地板上，婴儿式休息。

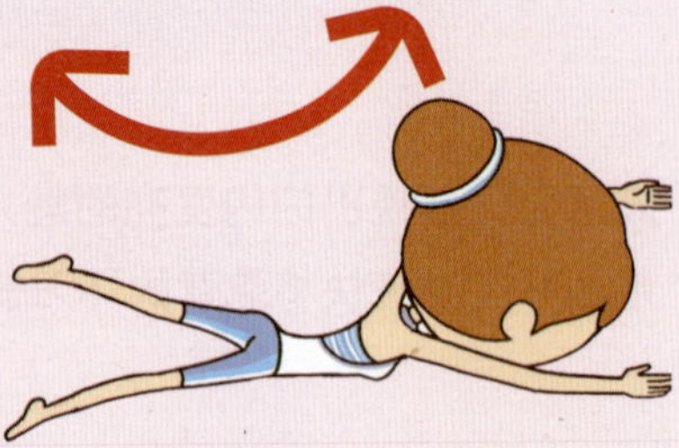

动作3 单脚抬举

►改善“拜拜袖”、小腹凸出、肥肚、松臀，训练背部及核心肌群

1> 双手放在身体的后侧，手指朝前，双脚伸直并拢，下巴收回来，颈椎延伸，视线看向正前方。吸气的时候打开胸口，往后转肩膀；嘴巴吐气，肚子、肩胛骨往内收往下推，手肘不锁死。

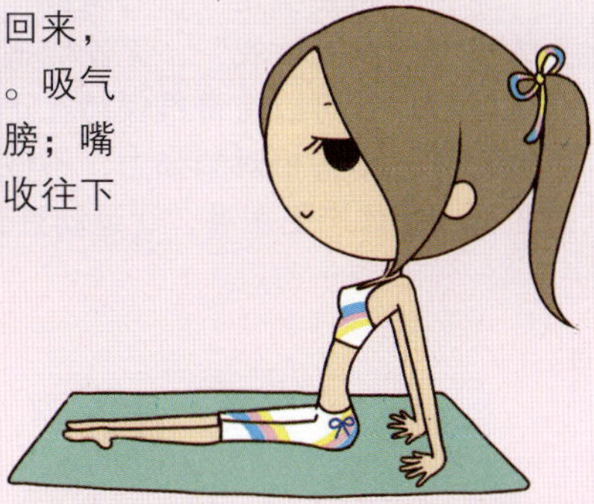

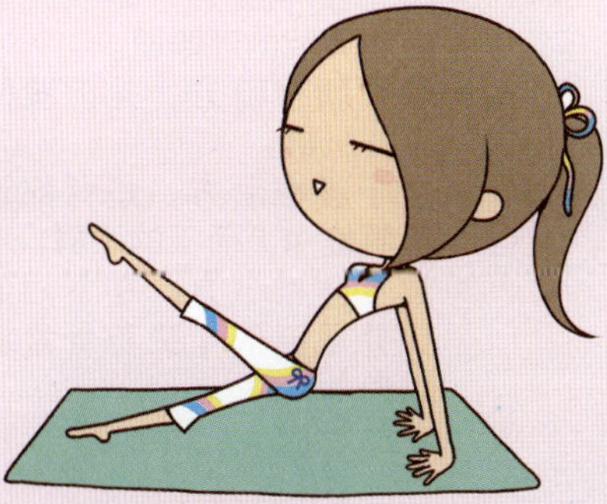

2v 将身体带离地板，吸气，左脚脚尖延伸拉高；嘴巴吐气，脚背向下勾，点地；吸气拉高，嘴巴吐气往下，重复3遍，换脚。做3遍后，吸气将身体稳定，嘴巴吐气，身体回到地板上。左右一回共1次，来回共做5次。

动作要点

如果觉得手腕痛、有压力，可以用手肘推地的方式训练，腰不要往下塌陷。

专栏
3

稳定核心肌群，会有意想不到的美丽效果！

常常听到要稳定“核心肌群”，到底核心肌群是什么呢？核心肌群是身体里“天然的铁衣”，无论你是站着、坐着、跑步、劳动等，只要稳定核心肌群，就可以使脊椎保持在正常位置上，椎间盘、椎体、肌肉、韧带等也都可以维持相对的张力，不但可以远离下背痛，更可以锻炼我们的深层肌群，让体态更美丽，让运动更有效率。

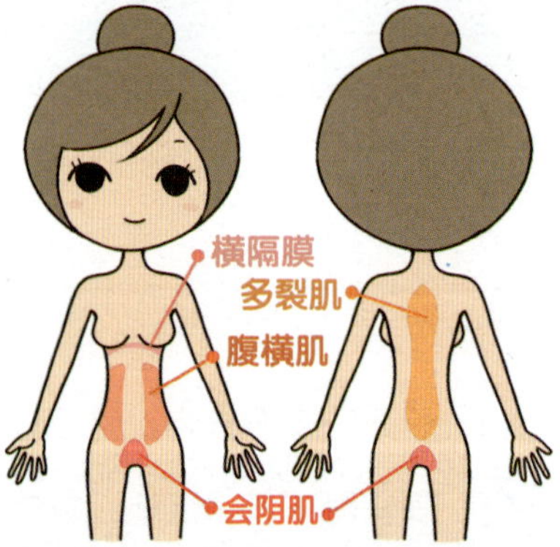

四大核心肌群

- 横隔膜▶位于腰椎上方，是隔开胸腔和腹腔的呼吸肌。
- 腹横肌▶位于腰椎前方，是前腹的大片肌群。
- 多裂肌▶位于腰椎后方，是背部沿着腰椎由上而下的肌群。
- 会阴肌▶位于腰椎下方，在下阴部位并呈菱形（又称骨盆底肌肉）。

核心肌群由位于腰椎前后上下的四组深层肌肉组成，可以巩固腰椎和保护脊椎，其中最重要的就是与筋膜相连的腹横肌和多裂肌。养成缩小腹的习惯，此习惯就是要启动腹横肌和多裂肌，让骨盆底肌群往上提，再配合呼吸，随时启动核心肌群，延伸脊椎，相信会有意想不到的效果出现哦！

Part 3

雕塑最难瘦的部位，就做肩胛骨瑜伽！

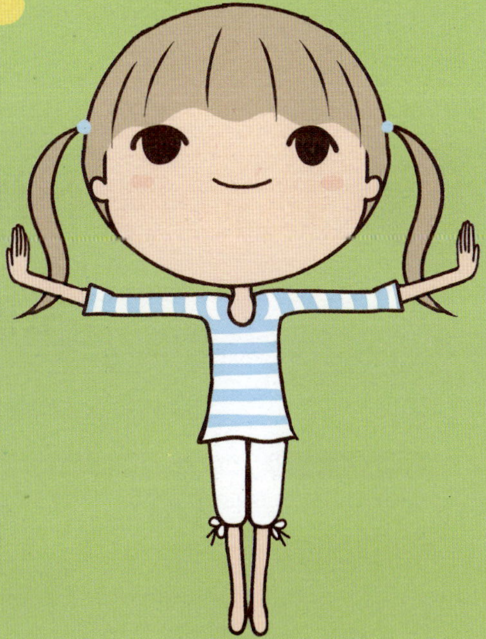

你是个“硬背人”吗？

才 20 几岁，却已经拥有 80 岁老人的筋骨？

你为陈年肩痛困扰很久了吗？

只要动一动肩胛骨，每天5分钟的简单运动，迅速改善腰酸背痛、手臂发麻等不适症状。

美肩
Back

厚肩膀·脖子赘肉

> 促进肌肉的血液流通

不要再当“厚片人”了！头颈的位置不对，造成颈部后仰，脖子后面会出现很深的折痕；眼睛盯着屏幕，使脖子往上往前移，这时僵硬的肌肉和脂肪开始在肩颈交接处堆积，久了自然而然地就会生出一大坨肉。肩胛长时间上提（耸肩），会挤压头颈后侧的肌肉，僵硬的肌肉会阻碍血液流向头部，除了体态不美观之外，还会让人感觉昏昏沉沉的，更会影响到睡眠质量。

姿势1 鸡翅膀伸展

瘦肩膀

软化厚实的肩臂肌肉

活动区域：上背部及肩胛骨周围的肌肉

同步解除症状：肩胛骨膏肓痛、手臂酸痛、高低肩

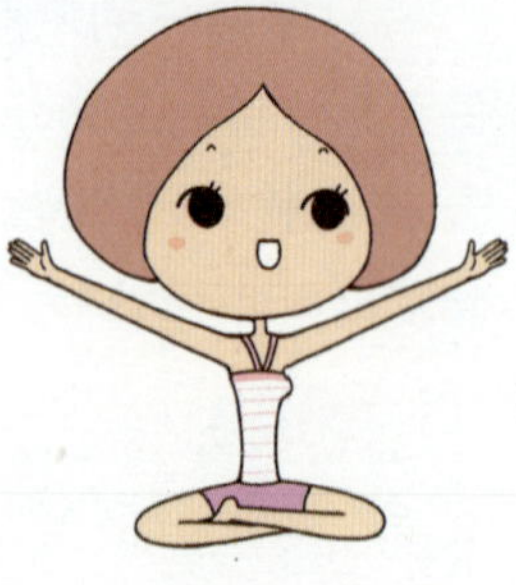

∴ **双膝打开，手叉腰**——坐姿，双膝弯曲打开比肩膀宽，双手反掌叉在腰际的后方。

1 >

不要驼背哦！

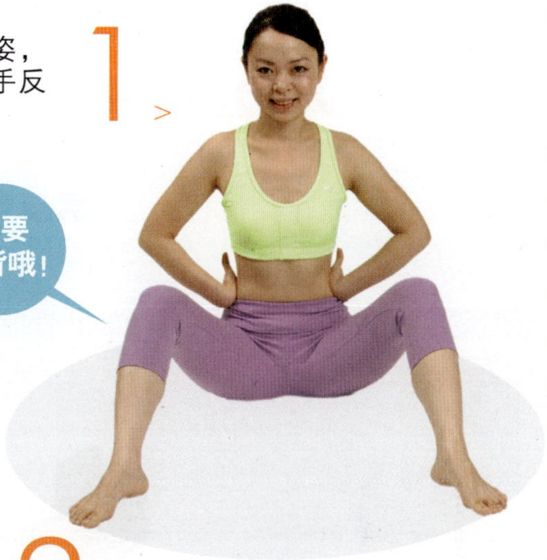

技 巧

勿耸肩，会让肩胛骨更紧绷僵硬哦！

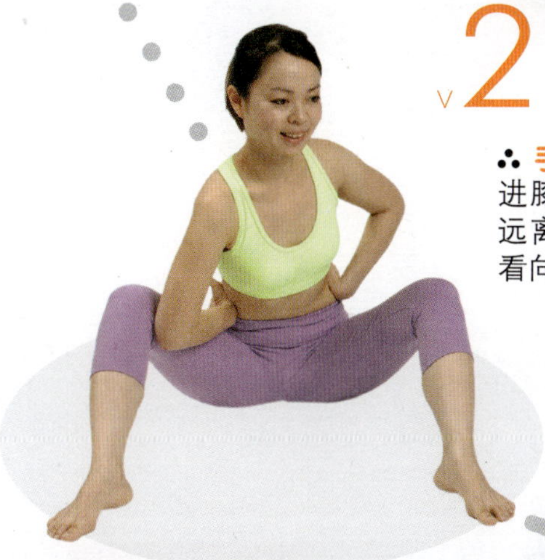

∨ 2

∴ **手肘埋进膝盖**——轻轻地把手肘埋进膝盖的内侧，吸气延伸脊椎，肩膀远离耳朵；吐气时，放松颈部，视线看向肚脐的方向，停留10个呼吸。

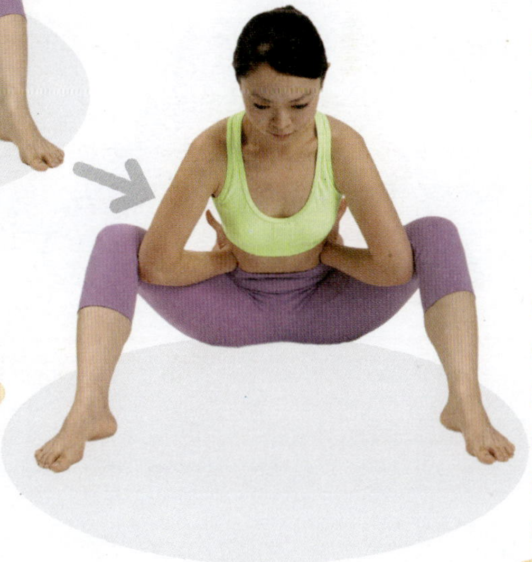

动作要点

感受肩胛骨的伸展，如果感觉比较舒服了，可以用大腿内侧轻轻地把手臂往中间靠近，做到更深的伸展。

姿势2

大猫拉背

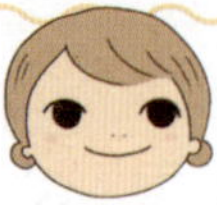

瘦肩膀

DVD示范

肩与背全面性的伸展

活动区域：肩颈和上背到腰部肋骨前方的部位

同步解除症状：肩胛骨膏肓痛、腰酸背痛、头痛、手臂酸痛、手麻、高低肩

1

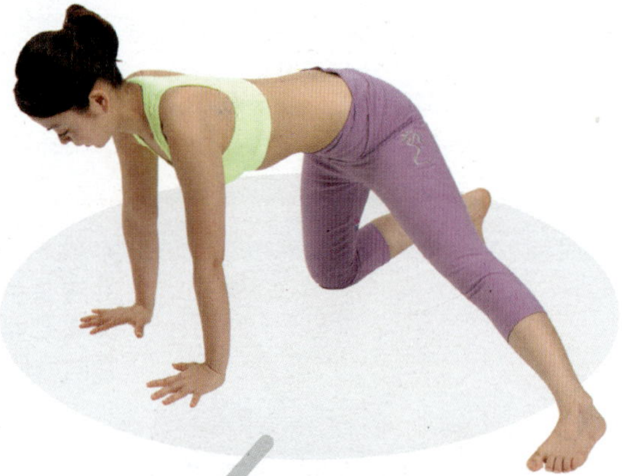

∴ **跪姿，右脚延伸**——四肢跪姿，左脚水平往左伸直，双手稍微往左边移动，右手掌心朝上，穿过左手下方延长伸直，右脸颊与右肩轻轻贴地，下巴微收，颈椎放轻松，不要耸肩。

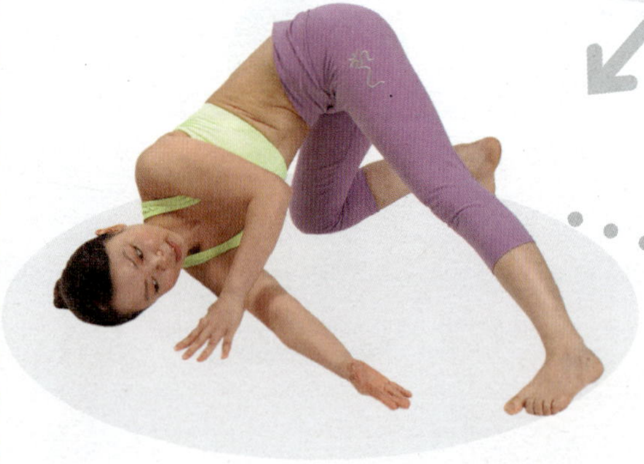

技　巧

如果你后方的膝盖会痛，表示你的重量并没有放到肩膀上，可以先把身体回到最原始的四肢跪姿后再试一次。

2

∴ 手肘弯曲收下巴，身体重量往后——接着左手推地，上半身微微往左扭转，双手打开，后脑勺贴地，身体重量轻轻地往后放在肩膀上方，停留10个呼吸。

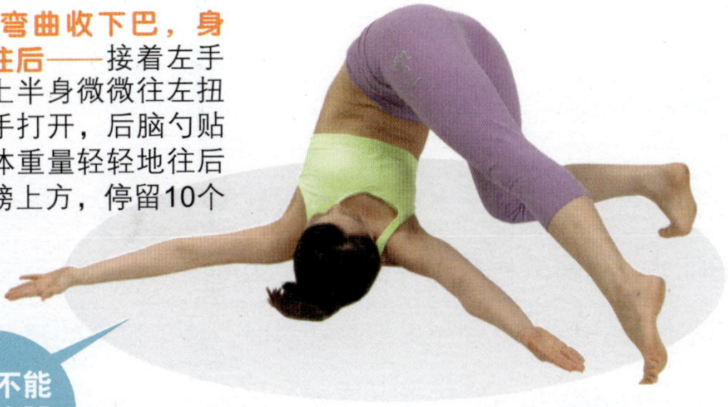

臀部不能放在小腿上哦！

3

∴ 手回到前方，回到婴儿式，换边——吸气时先把后面的手慢慢地移到前方，头不要马上抬起来，身体慢慢地回到婴儿式，停留5个呼吸后再换另一边重复相同的动作。

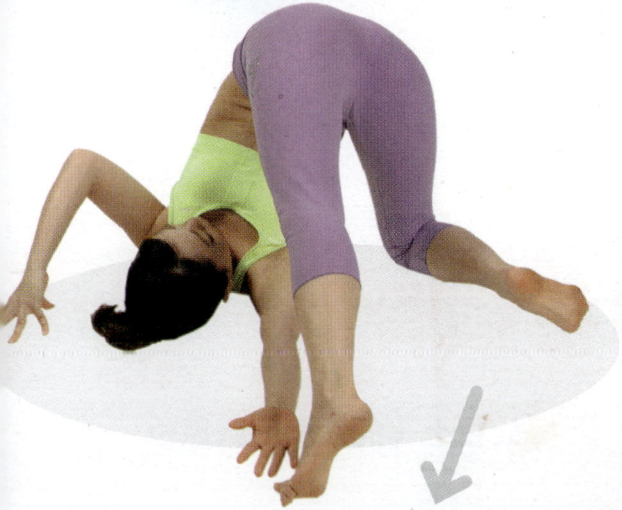

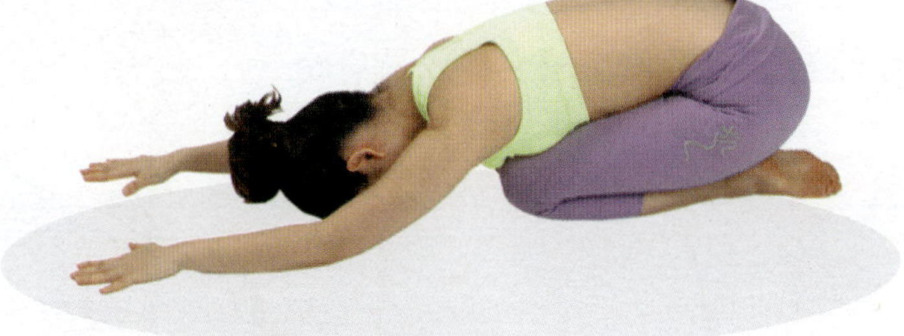

美肩 Back

锁骨一高一低

> 打造显瘦的性感锁骨

肩膀、锁骨的上下歪斜都可以从外表看出来，歪斜也是脊椎侧弯的征兆，歪斜的程度也会因为每个人的生活及运动习惯以及职业属性而不同。一侧的锁骨如果严重歪斜时，往下倾斜的那一边容易引发气喘、胸部疾病和内脏下垂，严重上扬的那边便容易引发肩颈酸痛、肩周炎、妇科疾病甚至坐骨神经痛等。

姿势1 转肩拉锁骨

瘦肩膀

让往上飞的锁骨回到原位

活动区域：活化肩关节、放松肩膀周围肌肉

同步解除症状：肩膀酸痛、肩周炎、手麻、手臂酸痛

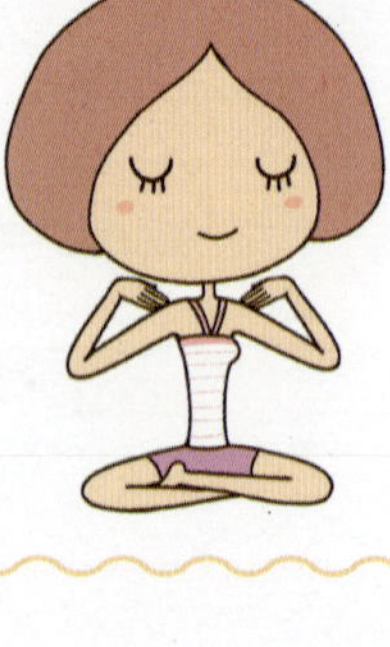

1

∴ **双脚与肩同宽，左手握拳朝上**——站姿，双脚打开与肩同宽，右手从前方扶住左边髋关节，左手握拳，伸直高举过头。

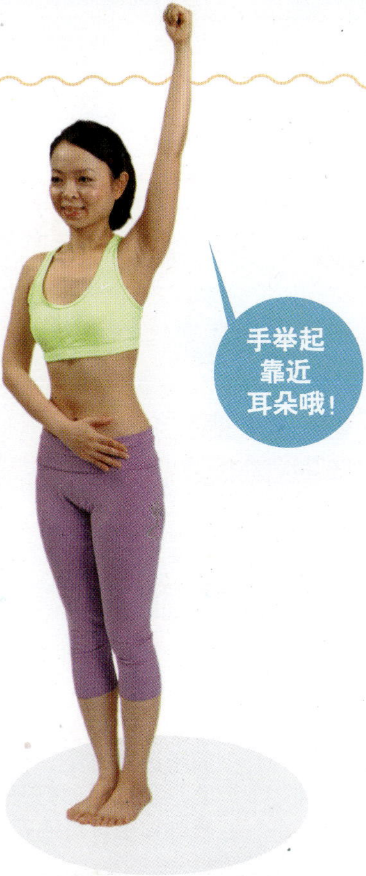

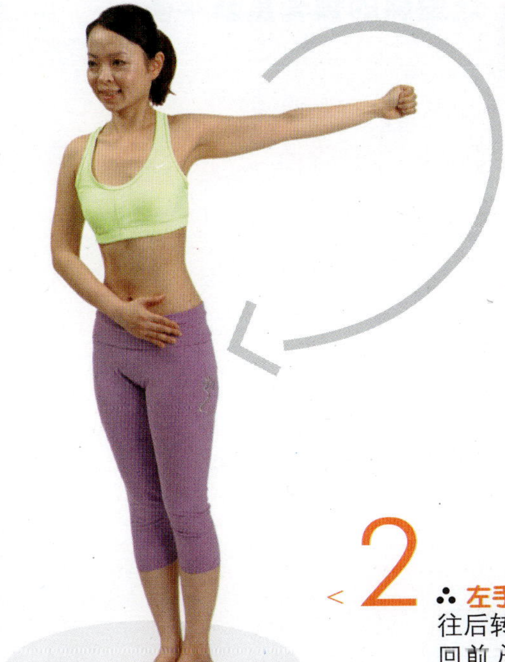

2

∴ **左手转圈**——吸气，左手伸直向上往后转半圈，嘴巴吐气再往下转，转回前方，慢慢连续转5圈，再往反方向转动5圈，然后换手重复动作。

技　巧

转动时身体不要也跟着转动哦！

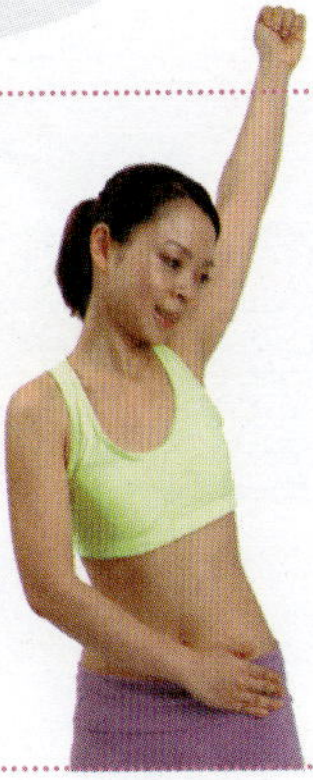

动作要点

尽量把圈圈画到最大，动作不要急，先稳定肩胛骨后再转动，如果有疼痛的感觉，可以先把圈圈画小一点，待熟练之后再慢慢增加转动的幅度。

姿势 2

趴姿摸大腿

瘦小腹

DVD 示范

让歪斜的锁骨重新平衡

活动区域：颈部后侧、锁骨和手臂区域的肌肉

同步解除症状：高低肩、驼背、圆肩、“拜拜袖”、粗手臂

1

趴姿，肩胛骨集中——趴姿，额头点地，肩膀远离耳朵，伸长脖子后侧，双手放在腰上；吸气时，打开胸口前侧，肩膀往后转，肩胛骨朝脊椎的方向集中。

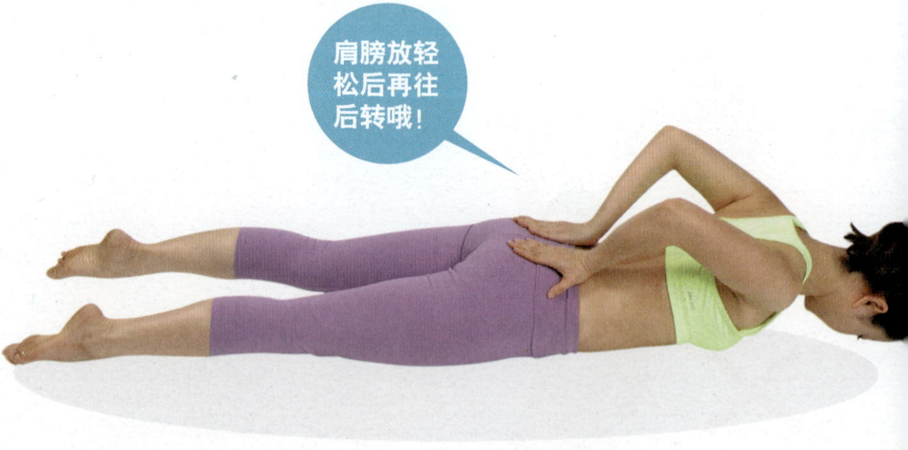

2

∴ **稳定肩胛骨，双手延伸**——嘴巴吐气，延伸带起颈部和上背，视线看地板，肩胛骨稳定地朝臀部的方向拉长。双手沿着腰部、臀部找大腿后侧，从中指延伸整个手臂到肩膀的位置，吸气原地停留，保持延伸，吐气时，让身体再回到趴姿的位置，重复此动作8次。

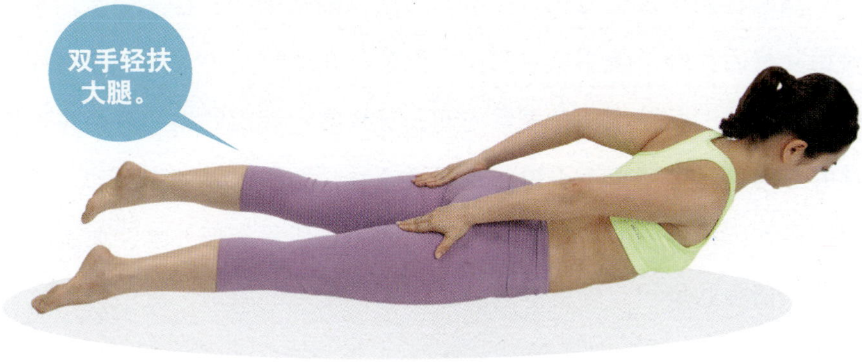

技　巧

勿抬头，否则会造成颈椎和肩膀的压力，不要太用力抓握大腿以免造成肩膀用力哦！

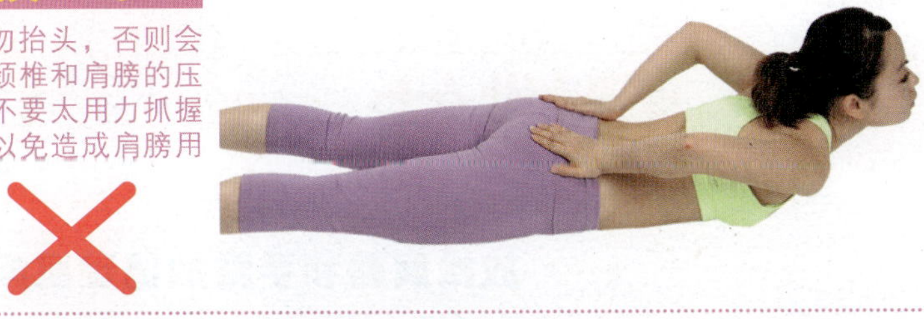

动作要点

重点是肩胛骨往中间集中带动手臂的延伸，感觉好像有人从后方轻轻拉着你的手，手臂“拜拜袖”有酸酸的感觉，才真的做到延伸。

美臂
Arms

“拜拜袖”·手臂粗壮 > 紧实松垮的肌肉

肩胛骨如果没有力气，很容易形成“蝴蝶袖”及粗手臂哦！手臂粗壮是因为经常使用单边肌肉，而使三角肌群变得僵硬；“蝴蝶袖”是松散的脂肪堆积在手臂内侧，导致靠近腋窝的地方有两坨垂垂的赘肉，怎么消也消不掉，举手说“拜拜”的时候还会晃动，所以也称作“拜拜袖”。主要形成的原因有可能是胸形外扩，血液循环差致使脂肪堆积。轻度的运动可以紧实松垮的肌肉，雕塑优美的手臂线条。

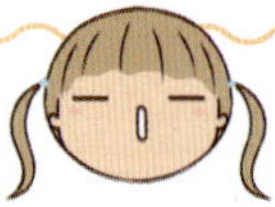

姿势1 蝴蝶结

瘦手臂

放松肩膀和手臂的僵硬肌肉

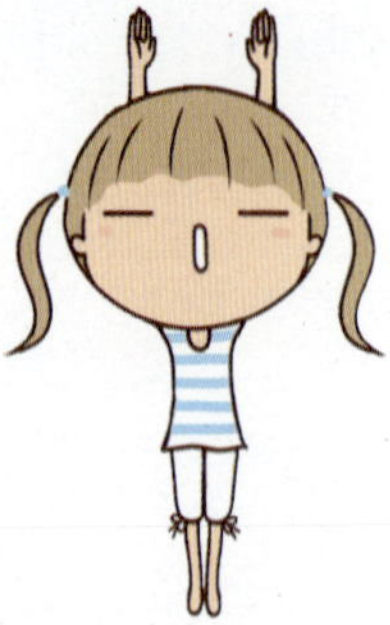

活动区域：放松紧绷的三头肌、斜方肌和肩胛骨周围的肌肉群

同步解除症状：粗手臂、肩胛骨膏肓痛、肩周炎

1

∴ **双手放肩膀两侧**——趴姿，双手放在肩膀的两侧，手肘贴地，轻轻地把身体推高。

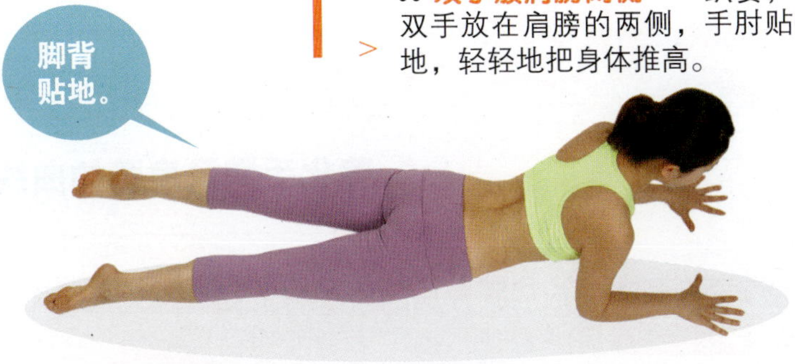

2

∴ **双手呈蝴蝶结式**——将左手心朝上，放到右边腋窝的下方，右手向前方伸直放在地板上，保持自然的呼吸，可以原地停留3～5分钟。

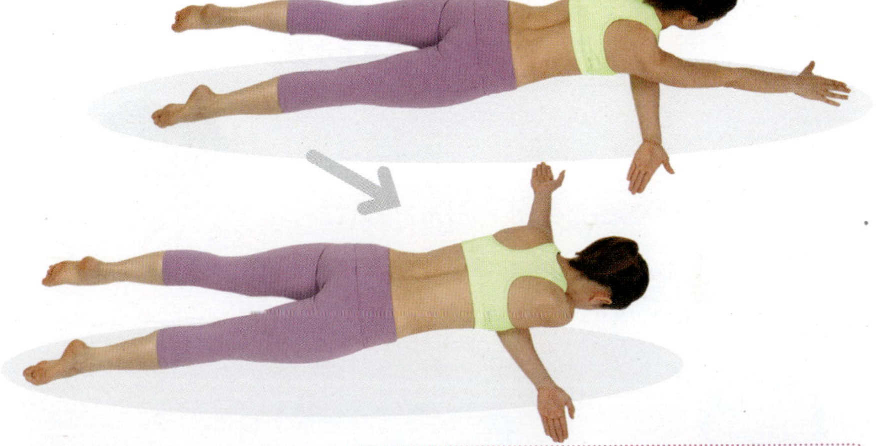

动作要点

感觉上臂、肩胛周围及手臂内侧有伸展开的张力，尽量让身体放松，不要耸肩。

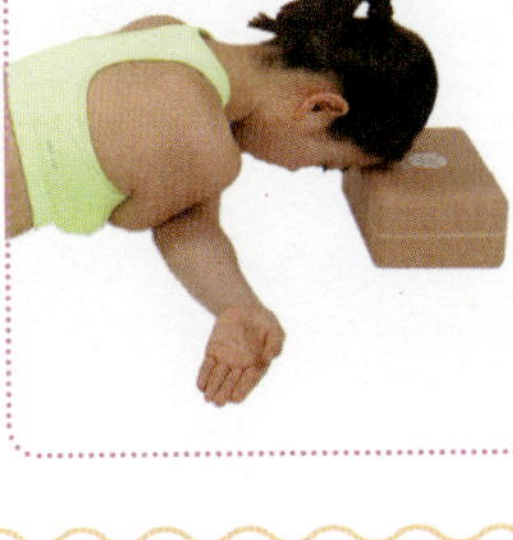

技　巧

双手的位置尽量平行呈一直线，如同打了一个蝴蝶结，双手不要靠上，否则无法做到伸展。如果肩膀或脖子感觉不舒服，可以试着在额头下放瑜伽砖哦！

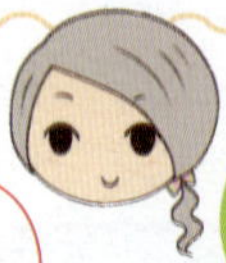

姿势2

趴姿写大“4”

瘦手臂

美化手臂及肩膀的曲线

活动区域：放松肩胛骨周围、手臂上侧及髋关节肌肉

同步解除症状：肩胛骨膏肓痛、手臂酸痛、高低肩、下肢水肿、骨盆高低

1

双手手肘弯曲支撑——
趴姿，双手肘弯曲支撑上半身。

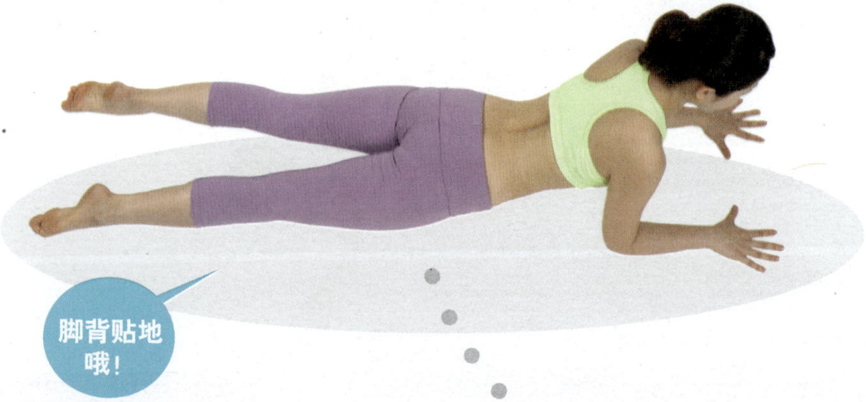

脚背贴地哦！

技巧

骨盆及髋关节稳定贴地，不要左右摇晃。

2 ∴ **全身完成动作如数字“4”**——左手掌心朝上，让左手放到右手的腋下，右手往正前方拉长，左腿伸直往左边拉出去，额头贴地，停留3分钟后再换另一边重复相同的动作。

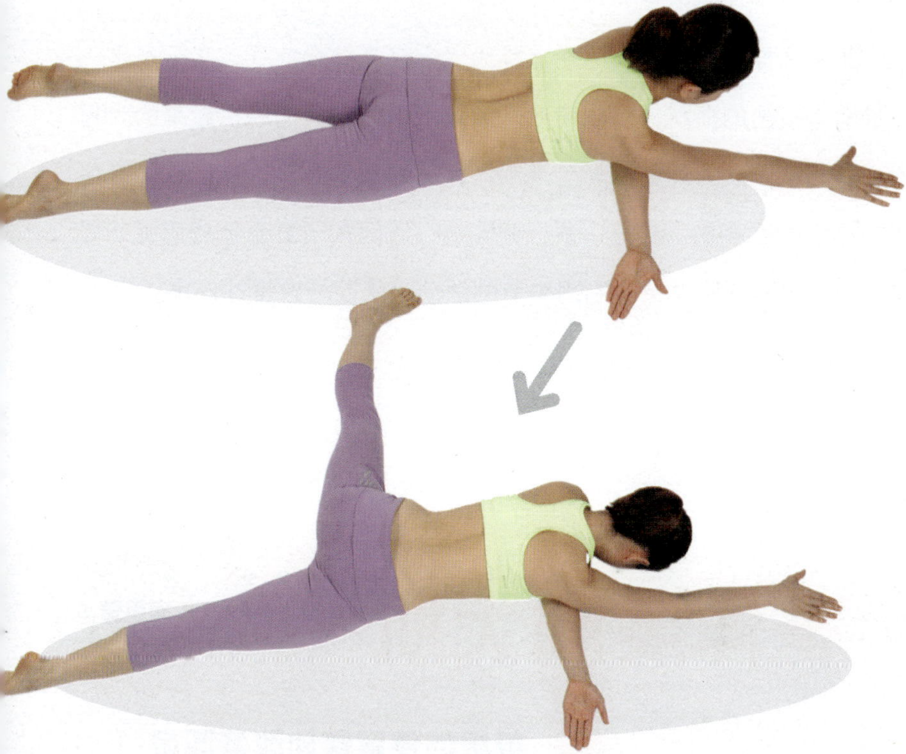

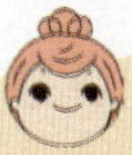

动作要点

如果左腿无法伸直，可以先弯曲与臀部平行，停留时，如果感觉到麻了，就先回到趴姿，想要加深颈部的伸展，可以将头转向左边。

技 巧

在下面的手位置不可太高，会伸展不到哦！

美肩 Back

圆肩·肩膀肌肉失衡

> 调整“大猩猩”体态

圆肩又称作含胸，在医学上称为“上交叉综合症”，实际上是一种肌肉不平衡的症状，外观看起来像是双手往前、肩膀拱起来的大猩猩。圆肩从侧面看肩膀像一个半圆形，另外双手会往内旋，肩胛骨往前拉长，不但容易引起肩、颈、背酸痛，时间久了更会造成肩关节慢性磨损，过紧的胸背会限制肩关节的活动，从而导致慢性伤害。

姿势1 伸展胸大肌

瘦手臂

舒缓的停留帮助改善圆肩

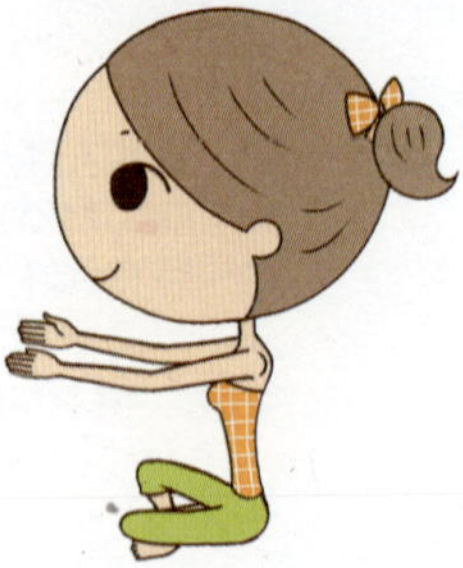

活动区域：放松胸大肌、肩膀前侧和腰背僵硬肌肉

同步解除症状：虎背、肩膀酸痛、腰酸背痛、手麻

1 >

∴ **躺姿，双手打开**——双膝弯曲并拢在一起，吸气预备。

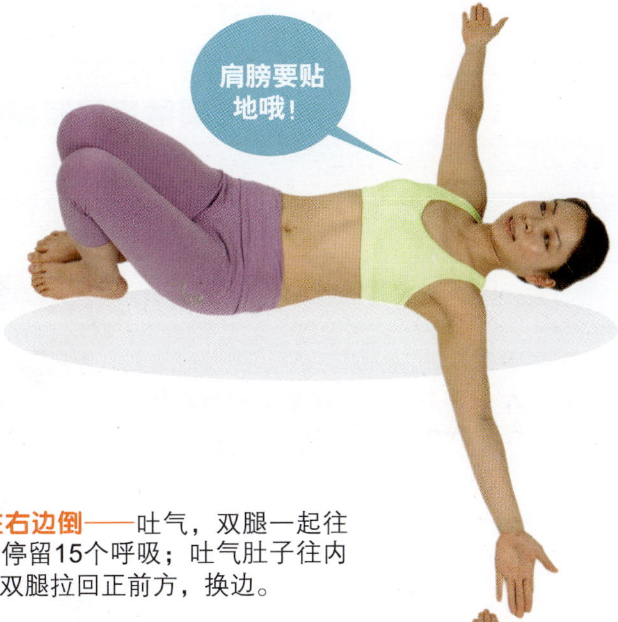

技　巧

感觉伸展到胸口前侧肩膀的位置。

2 >

∴ **双腿往右边倒**——吐气，双腿一起往右边倒，停留15个呼吸；吐气肚子往内收，再把双腿拉回正前方，换边。

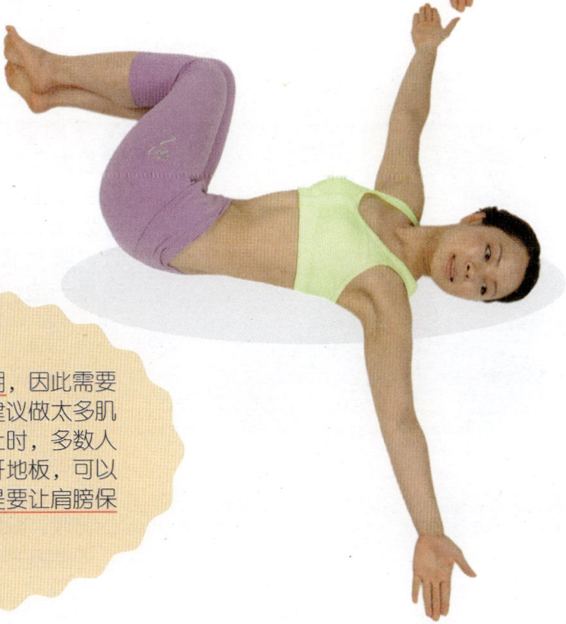

动作要点

圆肩是因为肩膀太紧绷，因此需要多做一些舒缓的停留，不建议做太多肌肉训练。腿往下倒在地板上时，多数人的肩膀容易“飞”起来离开地板，可以先把双膝远离身体，重点是要让肩膀保持稳定贴地。

姿势2

手背后脑勺

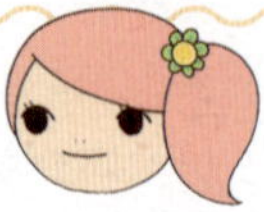

瘦手臂

解除肩膀紧绷的状况

活动区域：放松肩膀前侧、肩胛骨周围和手臂旋转肌群

同步解除症状：肩膀高低、肩颈酸痛、手臂酸痛

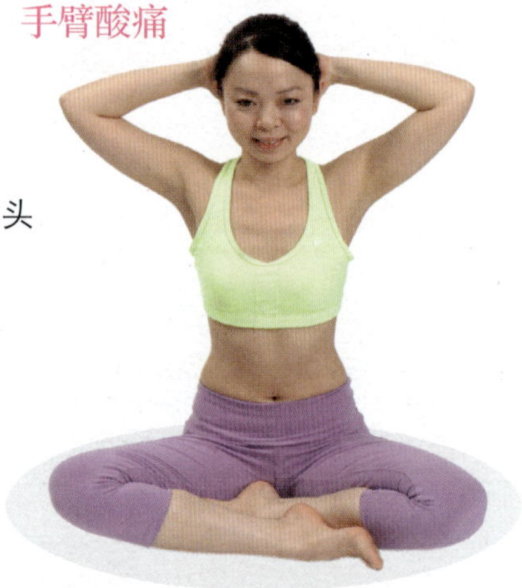

1 > ∴ **双手互扣**——坐姿，双手在头部后方互扣，肩胛骨往下稳定。

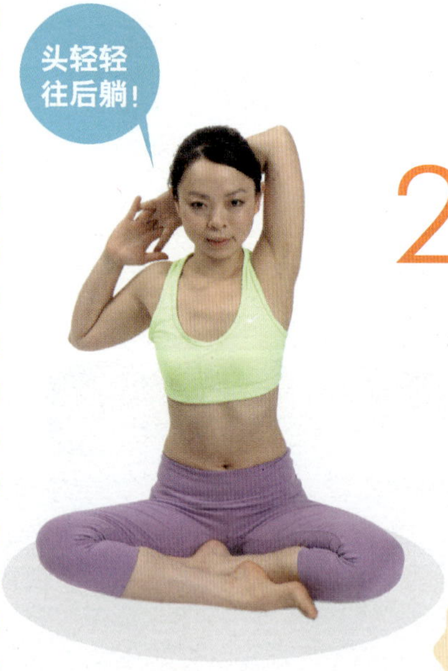

2 > ∴ **手肘朝向天空**——吸气，右手带着左手往右边移动，左手肘朝向天空，后脑勺轻轻躺向手的方向，可以增加伸展的深度。停留5个呼吸，吸气将手回到原位，吐气，再换另一边。

动作要点

肩膀疼痛较严重的那一边，可以停留久一点的时间，帮助肌肉延伸拉长。记得随时都要下压肩胛骨，小腹微收，胸口不用刻意过挺，否则无法伸展腋下和背部。

美背·美腹

虎背·胸闷·驼背

> 消除背部赘肉

坐姿、站姿不良，身体离键盘太远等因素，都会让整个身体前倾，无法挺直，这样下来不但会让背部变得很壮很厚，慢慢地人体同时因骨头变形而形成驼背。另外敲键盘时双手要往前伸直，肩膀和锁骨会过度地往前移，肺部也会因为长期的挤压使肺活量慢慢地变小，爬个楼梯胸前如同挂了一颗大石头般沉重，让人喘不过气。改善这些症状的方法为多做增加背部力气的动作，不但可伸展胸前的肌肉，更可以消除背部的赘肉。

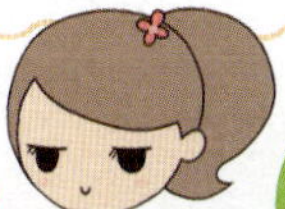

姿势1

天鹅飞

瘦小腹

消除背部的浮肉与脂肪

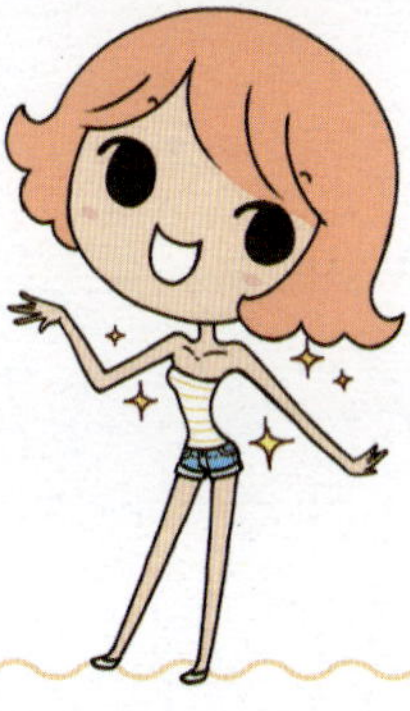

活动区域：手臂内侧、训练核心肌群、增加背部力气

同步解除症状：驼背、脊椎侧弯、肥肚、骨骼密度低

1

预备姿势——趴姿，手肘弯曲贴地，手臂微微靠住身体，肚子往内收可保护腰椎，臀部及腿部后侧延伸拉长，吸气时肩胛骨往下稳定。

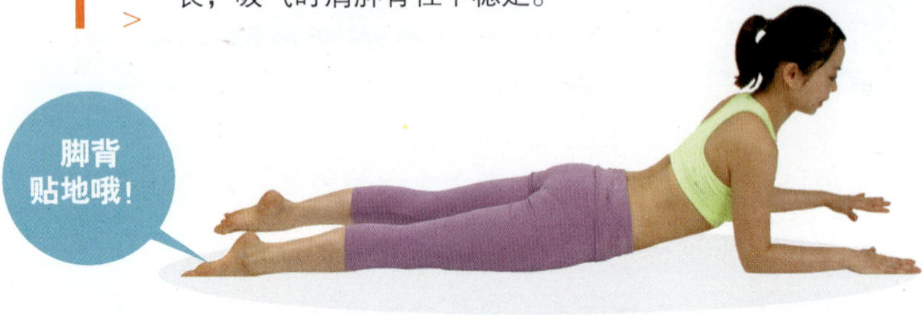

2

连续延伸——吐气，肩胛骨下压，把上半身带起来；吸气，手往前延伸拉长，双脚伸直离开地板；吐气，双手弯曲，回到身体的两侧。连续吸气再将身体往前“飞”，吐气再回到地板，连续“飞”5次，吸气身体回到正前方，吐气，身体放松趴在地板上。

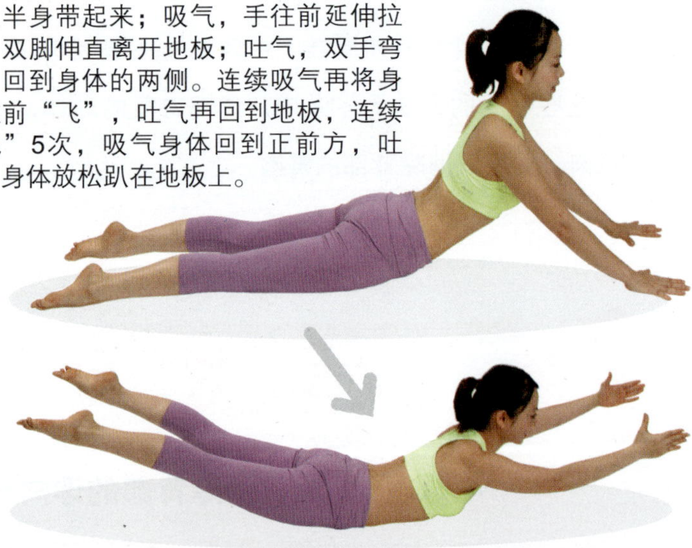

动作要点

想象自己是摇摇椅一般，利用肚子和手的力气做动作，不要耸肩，保持愉悦的心情，稳定核心肌群，就可以很轻松地把身体带回到原点。

技　巧

记得小腹要微收，没有启动核心肌群就会造成腰酸，而且往前“飞”时会停住，“飞”不回来了。

姿势2

单手天鹅

瘦小腹

消除背部的浮肉与脂肪

活动区域：放松肩膀、胸口前侧、增加脊椎的柔软度

同步解除症状：肩膀手臂酸痛、呼吸浅短、下肢水肿、骨质疏松

1

预备动作——趴姿，额头点地，双手打开放在耳朵两旁。

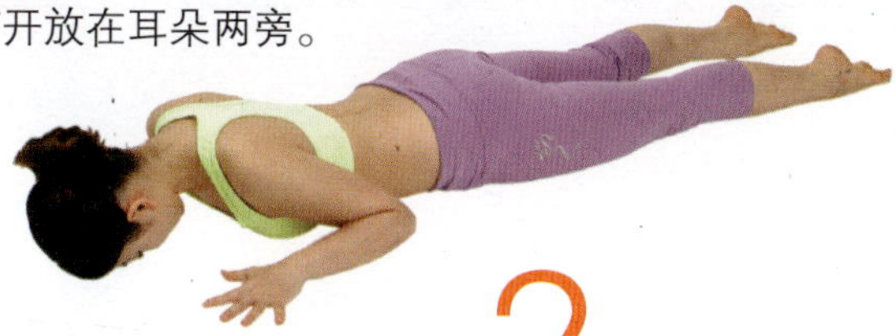

2

抓住脚踝内侧——弯曲左膝，左手抓住左脚踝的内侧，右手向前方伸直，吸气预备。

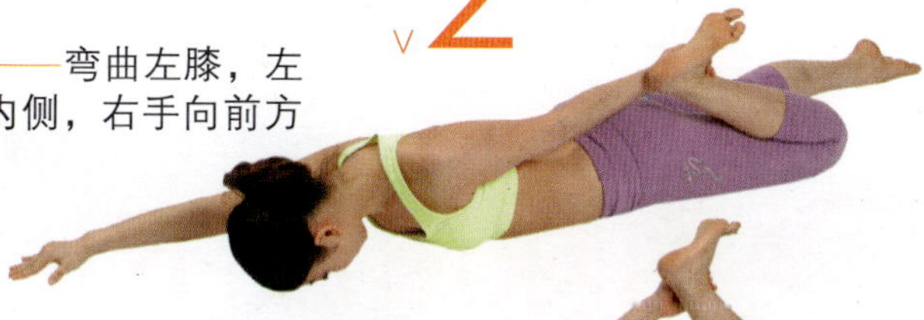

3

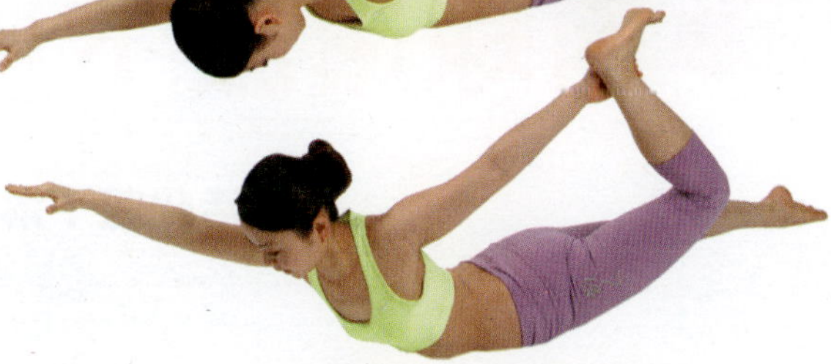

手脚离开地板——吐气，肩膀稳定远离耳朵，脚掌回勾和手一起离开地板，停留10个呼吸；吸气停留，吐气慢慢回到地板上。换边，左右来回算一次，共做8次。

动作要点

当脚离开地板的时候，腹部稍微用力，从髋关节前侧拉长延伸，不要直接从膝盖用力，对于背后的背阔肌及前面的腹直肌都可以同时伸展及拉长，有效消除驼背及胸闷的困扰。

美胸 Front

胸部下垂·胸部外扩

> 强化肩胛骨的力气

女性内衣的肩带如果过细，再加上肩胛骨无力的话，整个肩膀就容易向前弯曲，肩宽会变窄，头部又向前移动，更会挤压胸部，胸肌长期受到挤压，就无法把胸部往上提拉，支撑胸部的力量变弱，产生胸部下垂的现象，长期下来更会导致手麻、背痛等问题。

姿势1 网球滚腋下

瘦手臂

活化腋下淋巴及乳腺

活动区域：放松腰背的肌群及背阔肌

同步解除症状：粗手臂、“拜拜袖”、虎背、腰酸背痛

V 1

∴ **侧躺，用网球按摩腋下**——侧躺右边，微微弯曲右膝，右手伸直放在耳朵的下方，左手放在身体前方维持平衡。网球放在腋窝下，将身体的重量放到网球上，身体轻轻前后移动，让网球按摩腋下淋巴及乳腺，可放松背阔肌僵硬的筋膜。

身体慢慢移动哦！

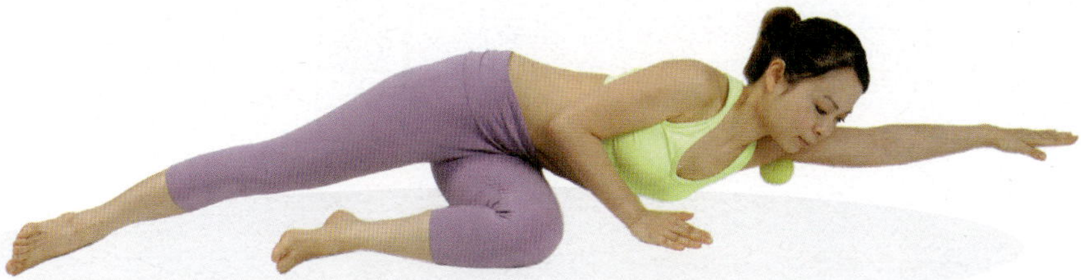

技　巧

用身体的力量移动，如果感觉很痛，可以稍微减轻一点力道，不要勉强，轻松做效果才会好哦！

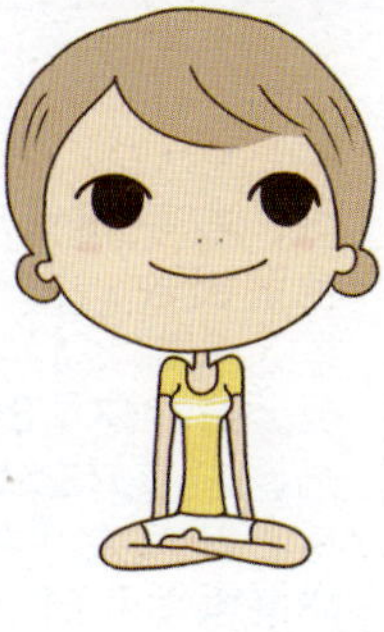

动作要点

活动背阔肌能使手臂内收、往内旋转和伸展，适时地放松和伸展背阔肌的筋膜，还能有效帮助舒缓肩颈的压力。

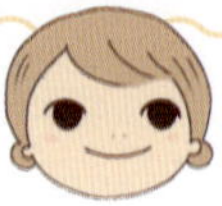

姿势2

趴姿拉腋下

瘦手臂

DVD示范

有效改善胸部下垂的现象

活动区域：活化腋下淋巴、放松胸部侧边、腰背的肌群

同步解除症状：粗手臂、虎背、腰酸背痛

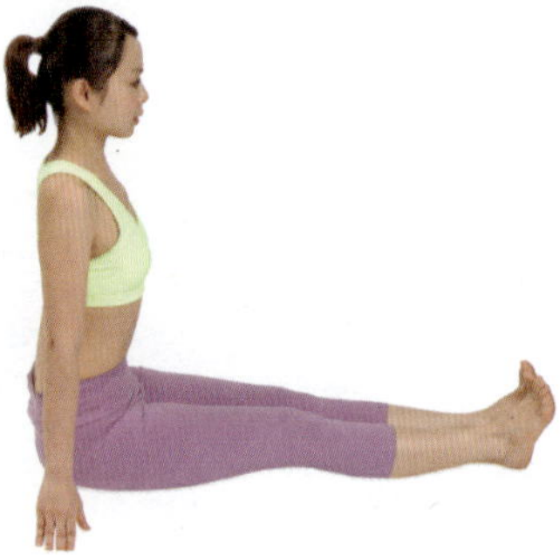

1 **预备姿势**——坐姿，双脚伸直到正前方。

2 **右手往斜后方延伸**——右手放到臀部后方，同时身体转向侧面，吸气，左手扶在腹部前方的地板上。

技　巧

手不用开太大，否则无法伸展腋下的肌群，腋下会有一点酸酸紧紧的感觉是正确的。

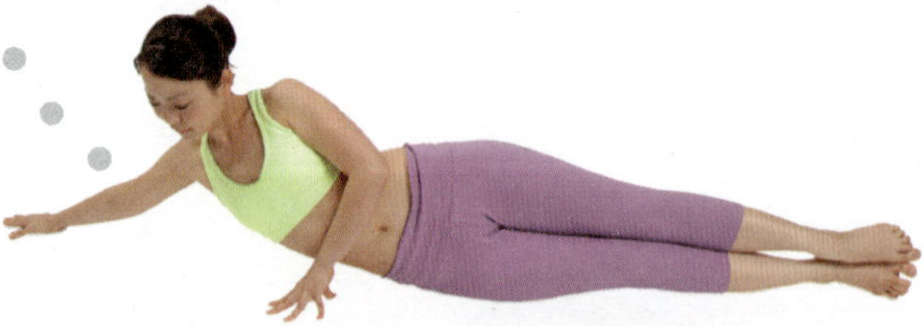

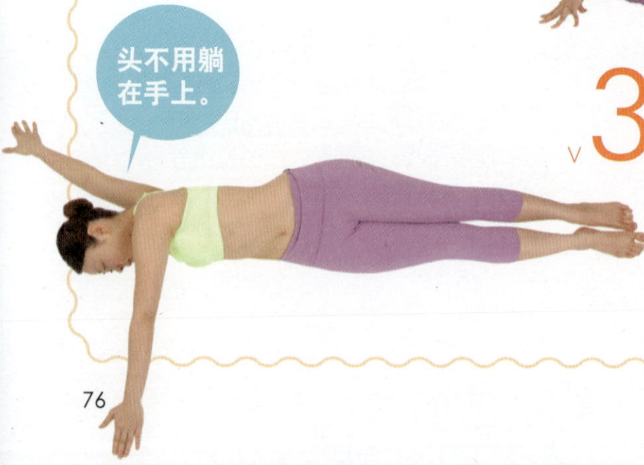

3 **右手慢慢滑出**——吐气，右手朝斜后方直直地滑出去，左手向前伸直，头部轻轻地躺在地板上方，停留3分钟；吸气，左手轻轻地扶回地上，吐气左手推地，身体慢慢地回到坐姿。

美腿 Leg

脊椎侧弯·长短脚

> 雕塑全身肌肉线条

正常的脊椎从正面或背面看应该呈一条直线，如果身形看起来像个“C”形或是“S”形，那我们就会称之为脊椎侧弯。大多数造成脊椎侧弯的因素是姿势不良，肩胛骨、骨盆歪斜，长短脚，过度使用单边肌肉，运动不足等。当整个脊椎骨受力不平均，脊椎的形状就会开始改变，时间一长更容易产生退化性关节炎，如果侧弯的角度过大更会影响到心肺功能，引起肌力减弱或萎缩。

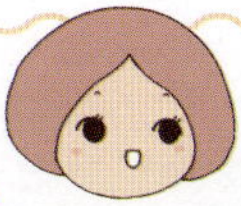

姿势1

学游泳

瘦手臂

调整侧边的肌肉平衡度

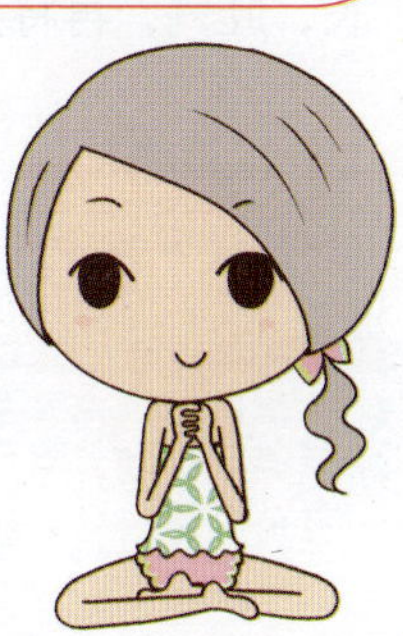

活动区域：手臂、肩胛骨、背部和臀部的肌肉

同步解除症状：驼背、松臀、消除背部赘肉

1

∴ **预备姿势**——趴姿，额头点地，手和脚往外侧打开，吸气预备。

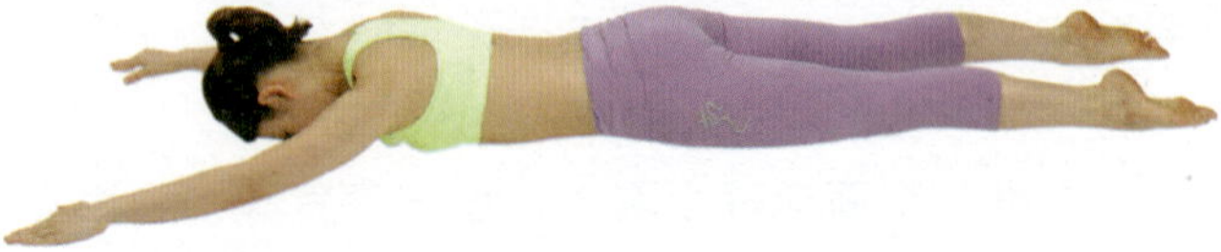

2

∴ **手脚一起延伸**——嘴巴吐气，向下稳定肩胛骨，手脚轻轻地往上延伸“飞”起来，骨盆保持贴地，身体不要左右摇晃。

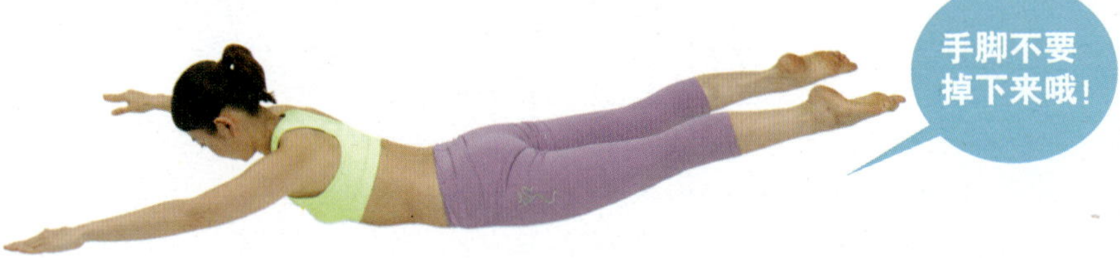

3

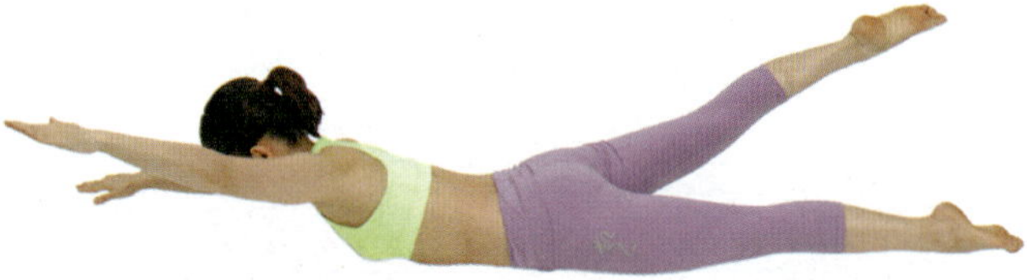

∴ **在天空游泳**——左手右脚、右手左脚连续腾空移动，就像在学游泳一样。每换一边就吐气一次，连续五个吸吐，微收小腹，手脚尽量不要碰到地板。五次之后最后一个吸气，手脚一起延伸拉长，吐气，再将身体回到地板。

技　巧

手太直容易造成耸肩，可以先将双手的距离打开一点，让肩胛骨远离耳朵，做动作时只需手脚动，身体不要摇晃，骨盆要保持稳定贴地。

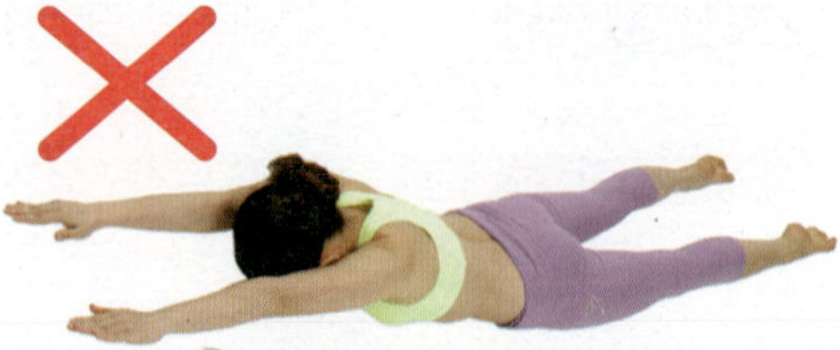

姿势2

交叉半船式

瘦小腹

训练手脚的协调性

活动区域：训练核心肌群及肩膀、肩胛骨周围肌群

同步解除症状：小腹凸出、腰酸背痛、背部赘肉

1 **预备动作**——躺姿，右脚交叠在左脚上，左手叠放在右手的上方。

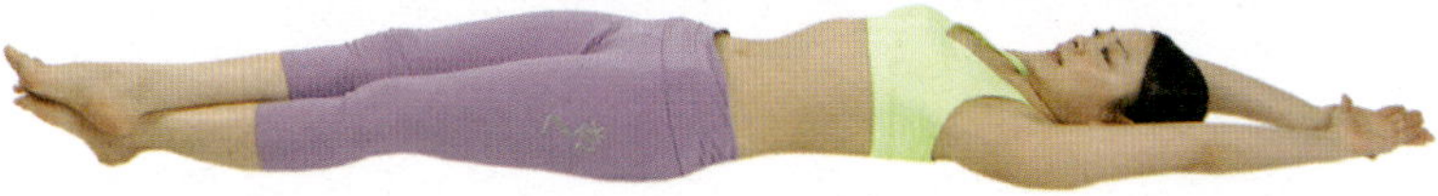

2 **双手双脚离开**——吸气，双手交叠向上抬起；嘴巴吐气，肚子往内收，双脚抬到大约距离地面45度高的位置，双手往前，尽量碰到大腿；吸气停留，嘴巴吐气，再将身体慢慢放回到地板上。5次后，换手换脚交叠重复相同的动作。

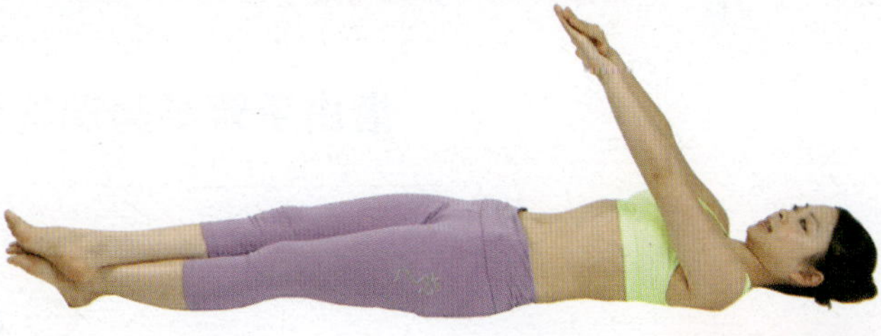

腰椎贴地哦！

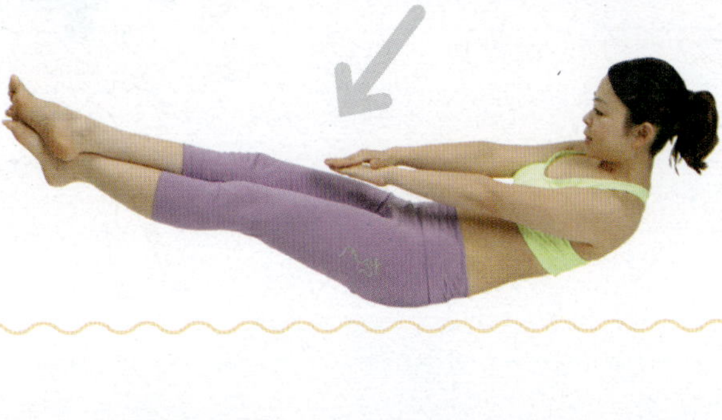

技巧

手脚离开地板之前，腹部感觉到往下往内推的力量，才能训练到核心肌群。

美背 Back

高低肩·背部僵硬疼痛 > 训练核心肌群

现代人全身的活动度低，大多数的人都过度使用上肢活动，所以背痛比例也日渐攀升。锯子操和开酒器操，配合独特的吸吐律动，可以加强训练核心肌群。从脊柱两侧的竖脊肌开始，加上扭转的动作，重复向心收缩、离心伸展我们的背阔肌、斜方肌、肩颈等周围的肌群，进而达到训练核心肌群、放松背部和调整高低肩的目的。

姿势1 锯子操

瘦肩膀

借由手臂姿势调整歪肩

DVD示范

活动区域：训练核心肌群、背部、脊椎和肩胛骨肌肉群

同步解除症状：骨质疏松、锁骨一高一低、脊椎侧弯、骨盆高低不平衡

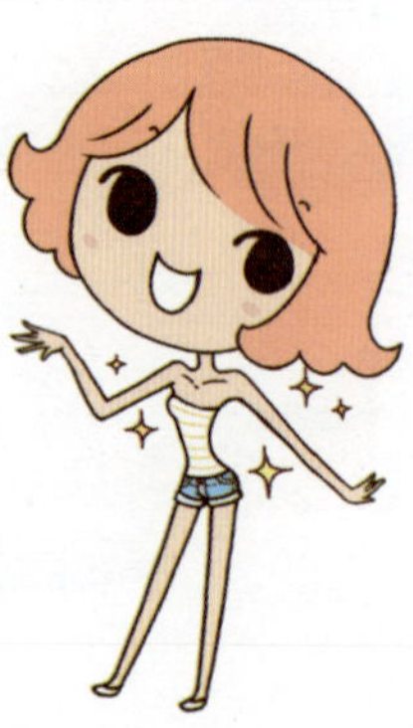

1

∴ **预备动作**——坐姿双脚打开，脚踝往上勾起，手心朝前往左右两侧平举。

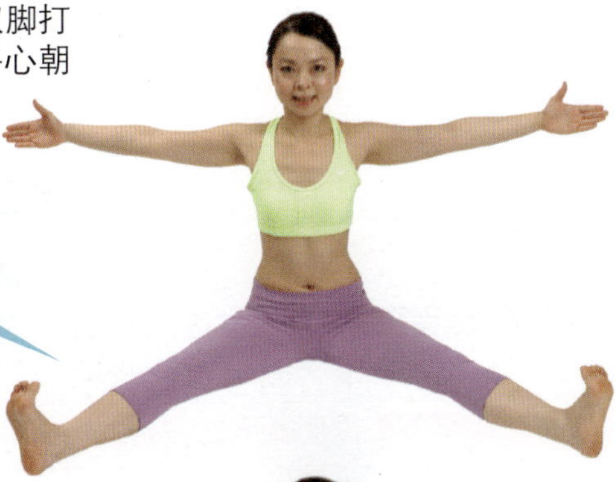

不要驼背哦！

2

∴ **身体旋转，双手延伸**——吸气，延伸脊椎向右边旋转；吐气，一节一节地从颈椎、胸椎、腰椎，往斜前方弯曲。将左手臂朝右脚外侧方向延伸拉长，右手掌反转，稳定肩胛往后方延伸，吸气时再一节一节地从腰椎、胸椎、颈椎拉起脊椎；嘴巴吐气，将右手心转回正面，身体慢慢带回到中间的位置，每一边各做8次。

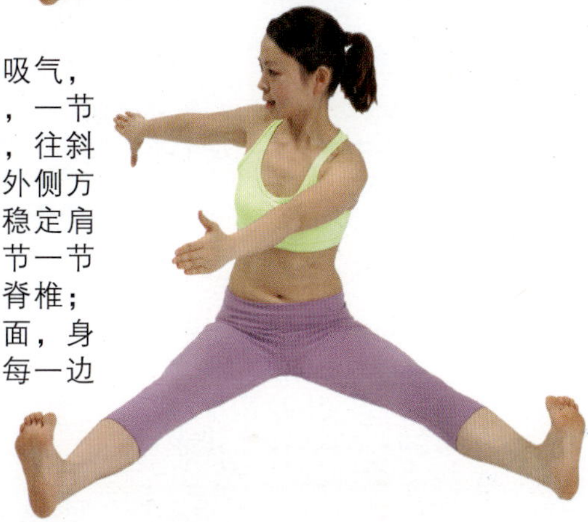

技　巧

身体朝侧边旋转时，另一边的骨盆要稳定，不要移动或是离开地面，手臂往前“切”时不要耸肩。

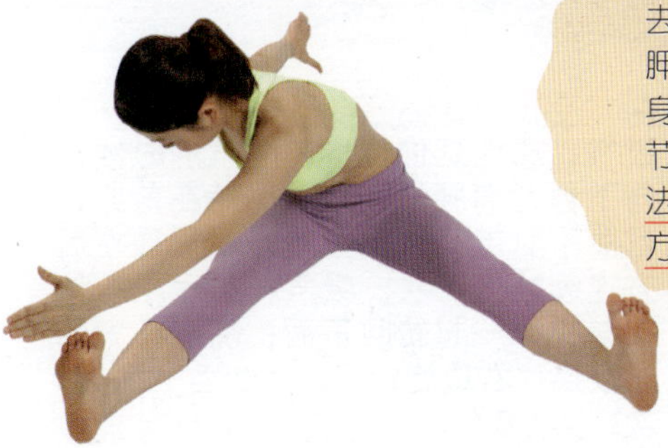

动作要点

当手臂延伸往斜前方“切”出去时，先稳定肩胛骨，感觉先拉长肩胛骨周围的肌肉再拉长手臂的肌肉。身体一节一节地往前卷，不要从髋关节而要从脊柱开始移动。如果双脚无法伸直或感觉腰酸时，可以在臀部下方垫瑜伽砖。

姿势2

开酒器操

瘦小腹

训练核心肌群及背部柔软度

活动区域：除了运动背部和肩膀周围的肌肉外，着重中、下方斜方肌的收缩

同步解除症状：骨质疏松、脊椎侧弯、肩胛骨膏肓痛、小腹凸出、脊椎侧弯、骨盆高低不平衡

1

预备动作——坐姿，双脚于身体前方伸直，双手手心朝下，朝两侧平举。

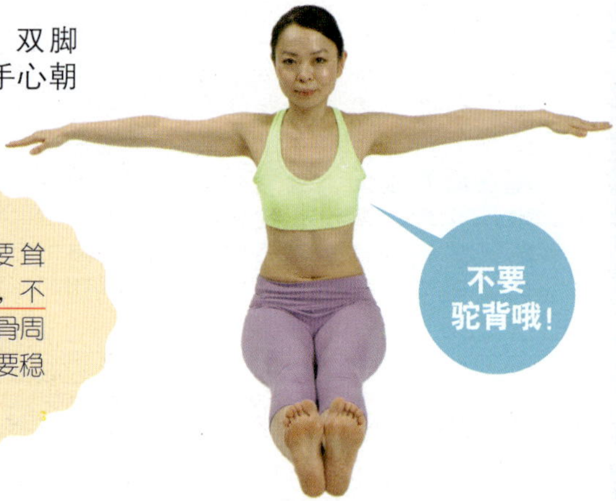

动作要点

身体往后方扭转时不要耸肩，带动手肘与肩胛骨的伸展，不是只有手肘在动，腋下、肩胛骨周围会有紧紧酸酸的感觉，骨盆要稳定，不要离开地板。

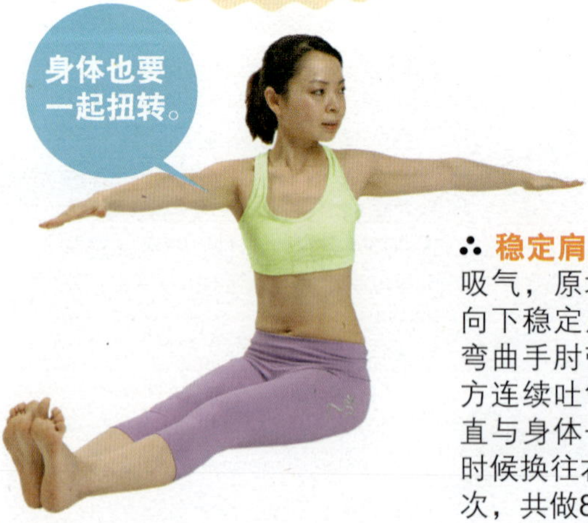

2

稳定肩胛骨，手肘弯曲往后推——吸气，原地延伸脊椎；吐气的时候，向下稳定肩胛骨，右手保持在前方，弯曲手肘带动脊椎扭转，水平往左后方连续吐气三次。吸气，将手平行伸直与身体一起转回正面；嘴巴吐气的时候换往右边旋转。左右边各一回为1次，共做8次。

美臂
Arms

手臂痛·双手无力

> 舒缓手臂用力过度的疲累

手臂酸痛或双手无力，大多是因为颈椎或胸椎错位，压迫到神经、血管，或是肩膀、手肘关节错位。但是手臂、手指头无缘无故地酸、痛、麻，都是因为肩关节使用过度和不良的姿势使得气血不通，从而压迫到神经血管，使血液循环不良，养分供给减少，造成颈肩背部位的酸痛僵硬，手臂部位的酸麻，严重时更会让手臂变得无力，连拿东西都困难。

姿势1 转姿拉肩臂

瘦手臂

消除手臂紧绷及酸痛

DVD示范

活动区域：放松肩膀、肩胛骨周围的肌群

同步解除症状：腰酸背痛、肩膀歪斜、锁骨一高一低、虎背、驼背

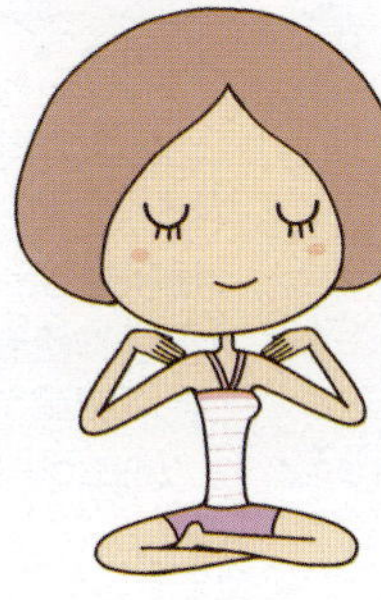

1

∴ **预备动作**——坐姿，双脚向前伸直，吸气，右手放到右臀后方，左手扶在右边大腿上。

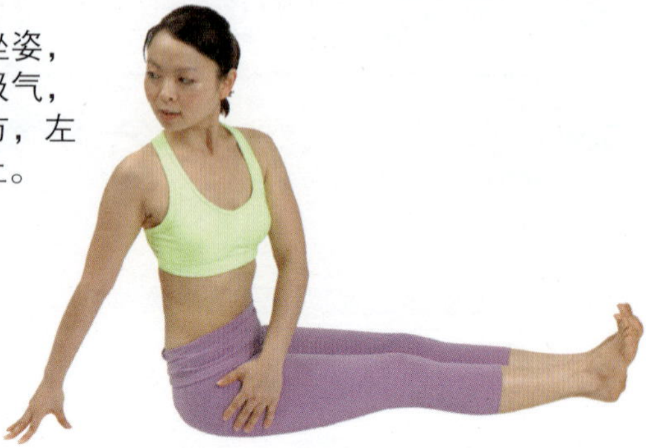

2

∴ **手肘弯曲做伸展**——吸气，手肘原地弯曲，吐气，手肘再轻轻地伸直，原地动作重复5次；吸气右手肘伸直，嘴巴吐气，让身体再回到正前方，换左手重复动作。

技 巧

手肘弯曲的那侧肩膀要往后转，远离耳朵，才能伸展到位。

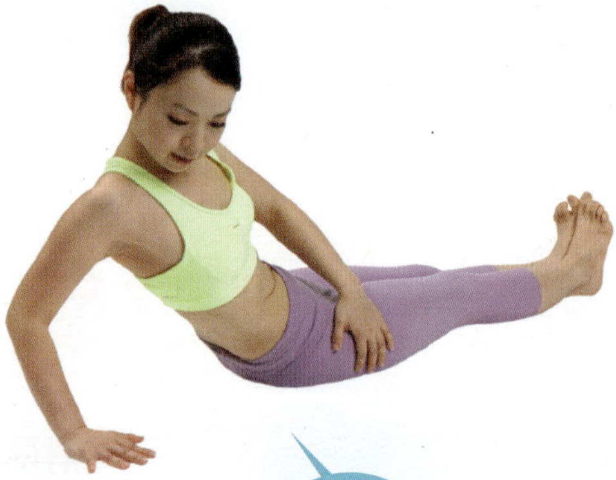

骨盆不离开地板。

动作要点

利用身体的重量来刺激肩胛骨，能有效改善手臂酸痛。有时候手臂痛是因为肩胛骨的肌群太紧绷，使肌肉拉扯不协调，所以会出现莫名的手臂疼痛，多做这个动作可以缓解不适。

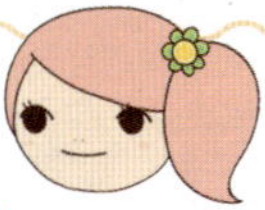

姿势2

猫姿拉肩

瘦小腹

DVD示范

能同时拉长三角肌群

活动区域：放松僵硬的手臂肌肉，增加脊椎的柔软度

对这些也有效：胸闷、驼背、虎背、手臂酸痛

1 **预备动作**——趴姿，双手放在身体的两侧，下巴点地，胸口贴地，脚趾头踩在地板上。

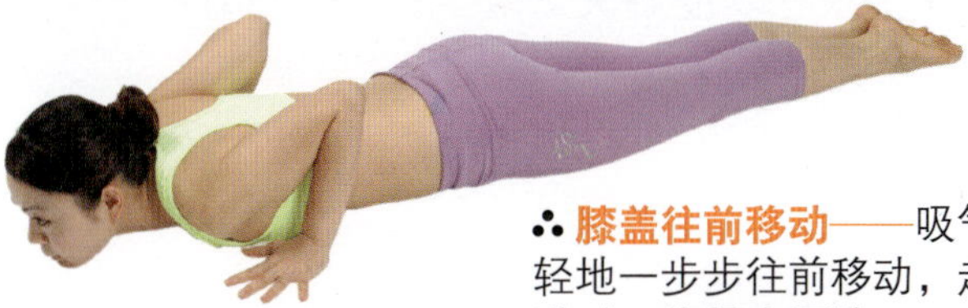

2 **膝盖往前移动**——吸气，膝盖轻轻地一步步往前移动，走到无法前进时，停留在原地。

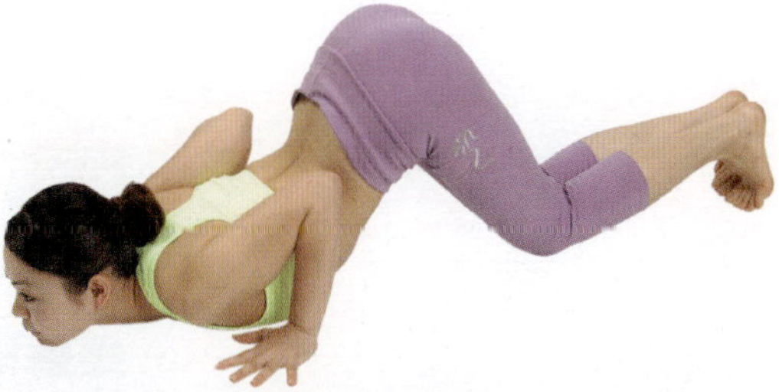

3 **双手往前伸直**——稳定好身体之后，双手再慢慢地往正前方延伸拉长，停留5个呼吸；吸气，双手先慢慢地回到身体两侧，再将膝盖往后退，身体慢慢回到趴姿，重复动作3次。

胸口保持贴地

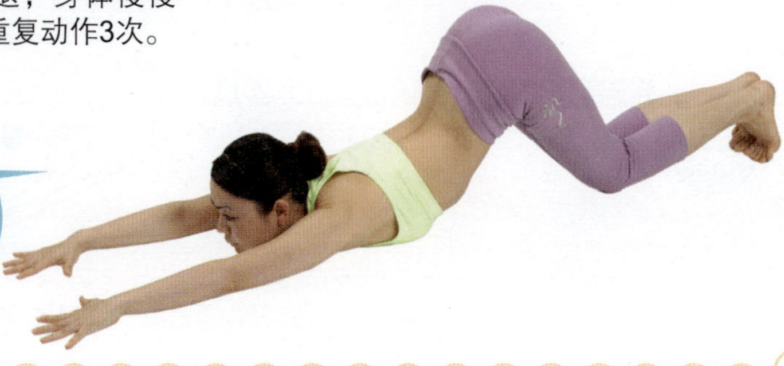

美肩 Back

陈年肩痛·肩周炎

> 调整肩膀的正确姿态

肩膀酸痛可以说是最常见的毛病了，有些人是肩膀痛，有些人则是手臂或手肘痛，严重时双手无法上举，更无法往后扣内衣，夜间或天冷时更明显。我们每天都会用到肩膀，但过度重复地使用肩膀，就会使它成为最容易形成不良姿势的部位，随时注意姿势，适度地伸展，才是最根本的解决之道。别忘了随时放下你的肩膀，可不要三十岁就有肩周炎喽。

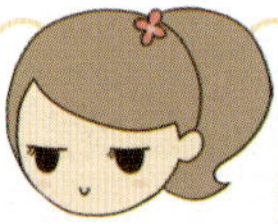

姿势1 坐姿转肩

瘦手臂

缓解陈年肩颈酸痛

DVD示范

活动区域： 腰际侧边以及肩胛骨周围的肌肉

同步解除症状： 高低肩、腰酸背痛、脊椎侧弯、虎背

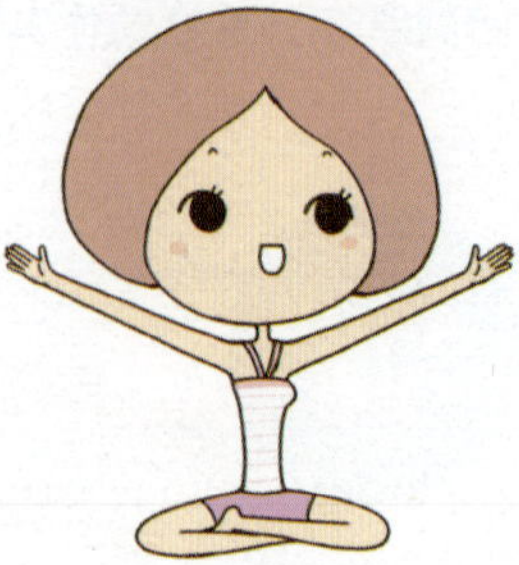

1

∴ 弯曲右膝，延伸左手——坐姿，右膝弯曲贴在左大腿内侧，右手放在右臀的后方，吸气，左手向上伸直延伸。

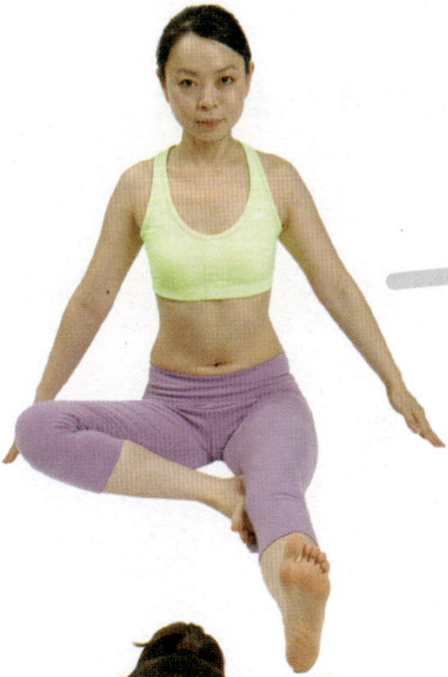

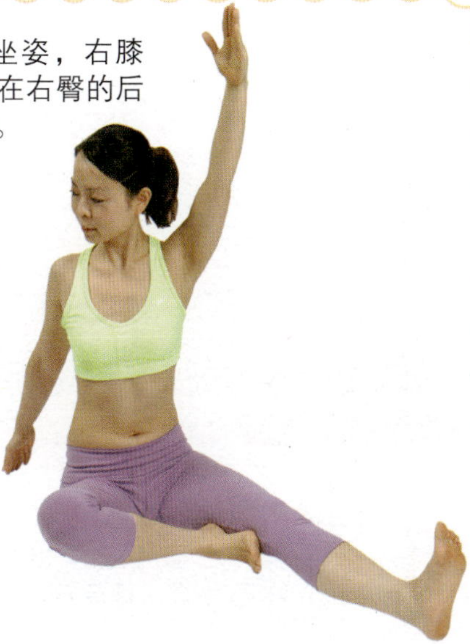

2

∴ 身体向后方旋转，延伸脊椎——吐气时，稳定骨盆，身体往右后方旋转，左手放到右大腿的外侧；吸气时，延伸脊椎，吐气时弯曲右手肘，感受右边肩胛骨和左侧腰际的伸展，原地停留10个呼吸；吸气时轻轻地伸直手肘，吐气将身体慢慢地转正，再换左边重复相同的动作。

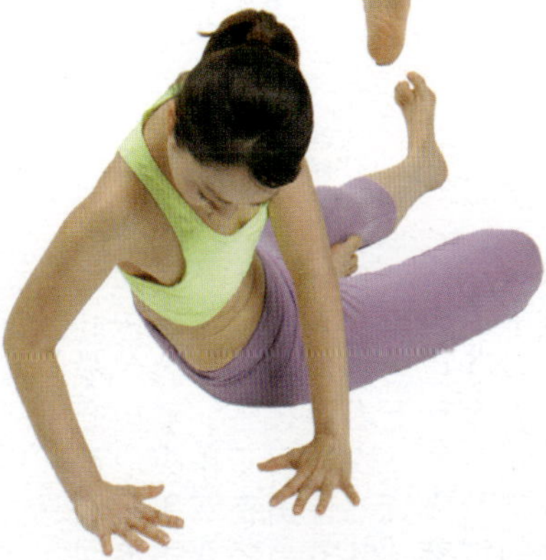

动作要点

弯曲后方的手肘来伸展肩胛骨的肌肉，如果没有感觉到肩胛骨伸展的话，可以让身体和手的位置拉远一点。

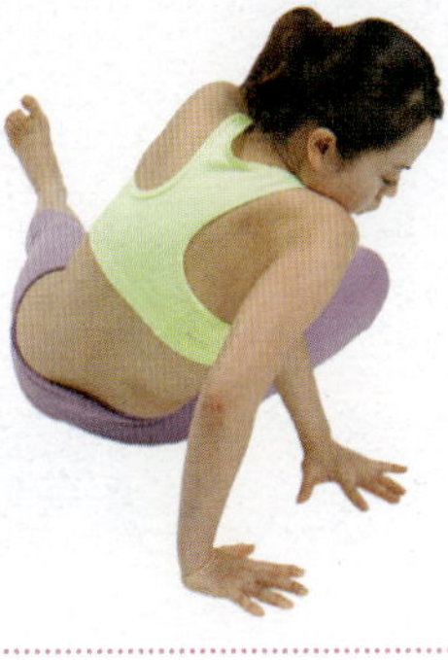

技　巧

身体往后方转动时，骨盆不要移动，同时记得肩膀不要贴到耳朵哦！

姿势 2

剪刀手

瘦小腹

训练肩胛骨的稳定度

活动区域：活化肩关节，放松肩膀、肩胛骨周围的肌群

对这些也有效：高低肩、锁骨一高一低、肩周炎、手臂酸痛

1 ∴ **稳定肩胛骨，双手伸直**——躺姿，吸气，双手手掌相对指向天空，嘴巴吐气，稳定肩胛骨往下，指间向上延伸。

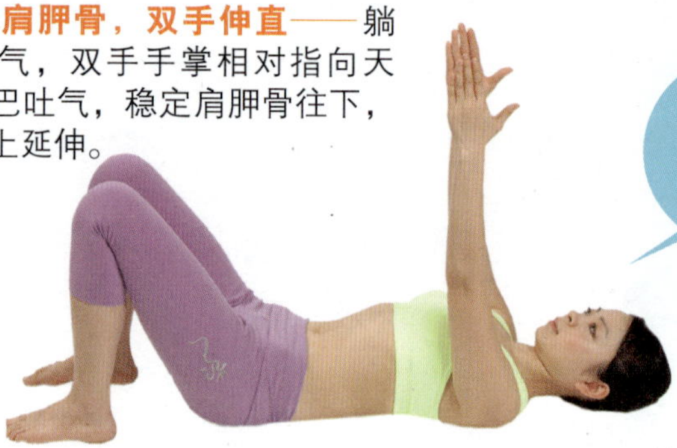

不要抬头哦！

动作要点

在做任何肩胛骨运动时，一定要先向下稳定肩胛骨，感觉肩胛骨好像是树的根一样，要先往臀部的方向“扎根”，接着再带动手臂、肩膀的伸展及运动。固定一端来延伸另一端，对肩胛骨运动来说是非常重要的，如果运动时觉得肩膀发酸，代表你还没有稳定好肩胛骨哦！

2 ∴ **两手交换移动**——吸气，右手往上、左手往下移动，嘴巴吐气，双手拉回指向天空；吸气换边，左手往上右手往下，嘴巴吐气，双手再一次拉回正中央。最后一趟的吸气，停留在双手指向天空的位置，吐气再将双手放回身体的两侧，左右各一遍为一回，一次做 8 回。

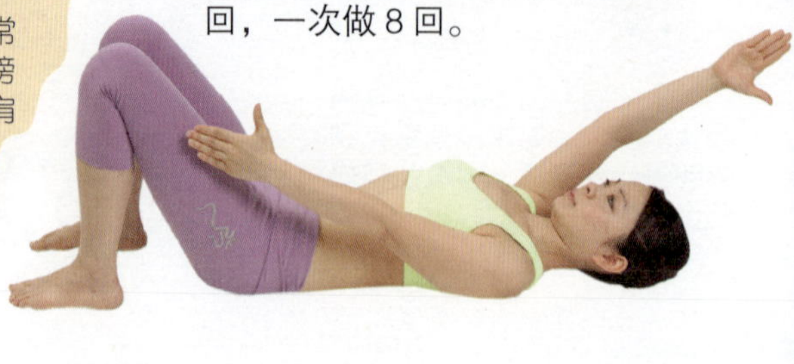

美颈
Neck

落枕·转头会痛

> 改善颈椎僵硬的问题

整个脖子像被绑住一样，无法低头、抬头，严重时甚至连转个头都没办法，这种情况常常发生在早上起床后，中医称之为“落枕”。落枕会引起颈肩臂不适、酸痛，头也无法左右转动，严重时更会有头痛、眩晕等状况产生。落枕的原因很多，如体质虚弱、过度劳累、或是因为枕头过高、长期单边夹电话或低头工作等。

姿势1

小猫

瘦肩膀

改善脖子酸痛

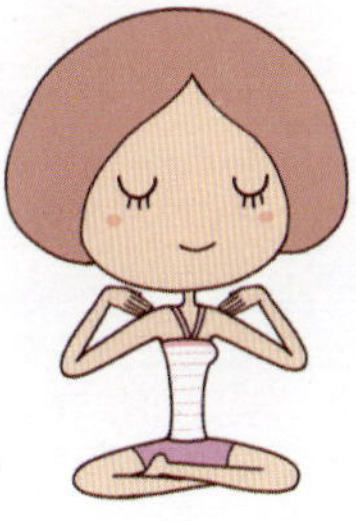

活动区域：脖子的侧边、手臂旋转肌群和肩胛骨周围

DVD示范

同步解除症状：肩膀酸痛、肩胛骨膏肓痛、肩周炎、手麻、手臂酸痛

1

∴ **预备动作**——四肢跪姿，双脚膝盖合并。

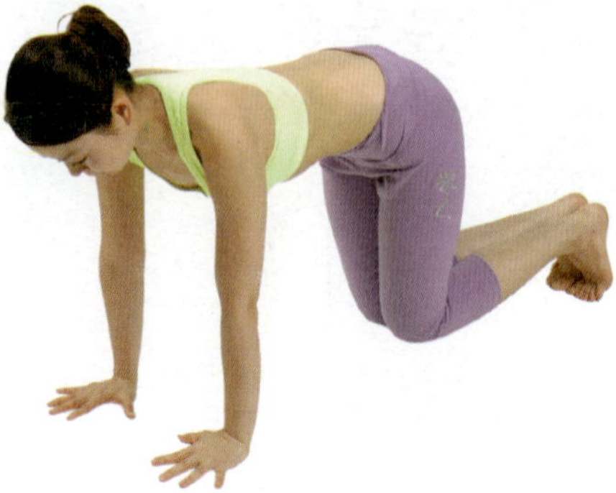

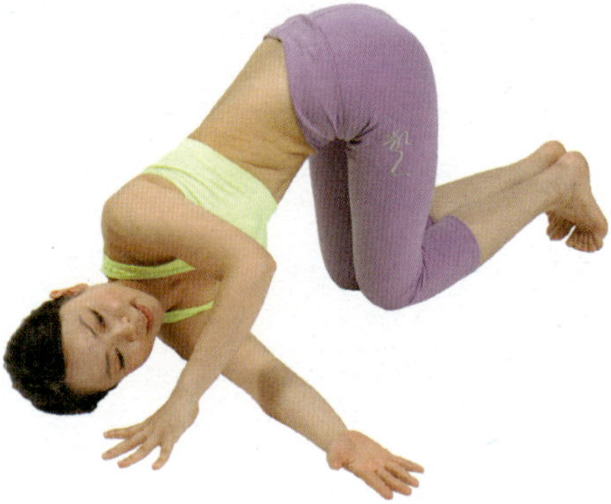

2

∴ **延伸右手，收下巴**——右手掌心朝上，向左边腋下延伸拉长，并放于地板上，下巴收回来，右脸颊轻轻贴地。

3

∴ **肩膀往后转**——左边的肩膀往后转，让左手背到背部右侧。停留3～5分钟，换边。

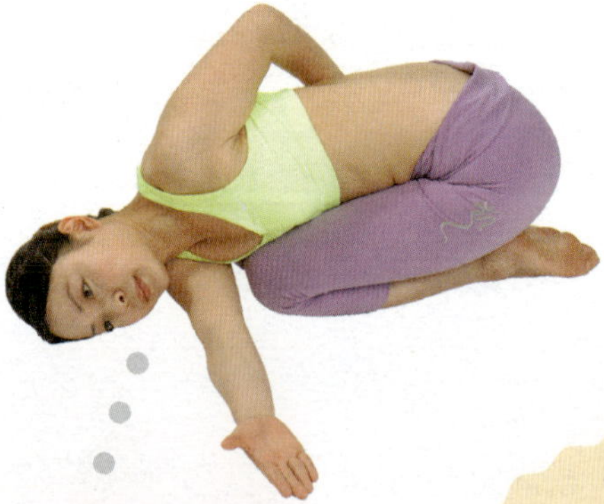

技　巧

头部勿后仰，会造成颈椎的压力，如果感觉腰酸可以先将臀部往后坐。

动作要点

停留的时候如果感觉伸展的部位开始发麻了，可以先回到预备动作，休息一下。让身体尽量放松，用自己身体的重量来放松紧绷的肌肉。

姿势 2

兔子

瘦肩膀

轻度刺激，缓解骨刺不适

活动区域：颈椎后侧和腰背的位置

同步解除症状：头痛、转头会痛、腰酸背痛

1 **臀部坐在脚后跟上**——臀部坐在脚后跟上，双手放在前方的地板上。

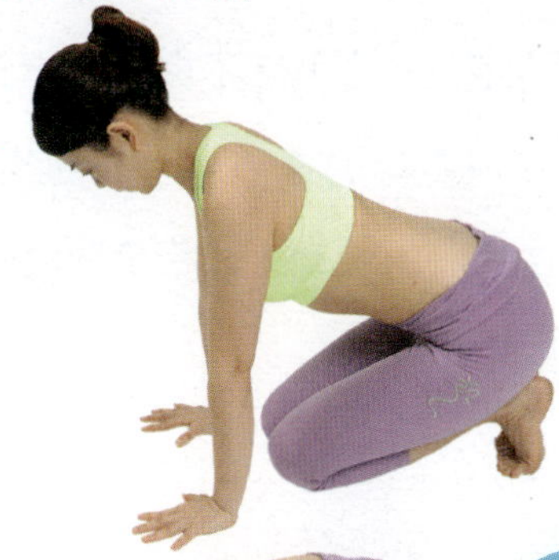

2 **前额靠近膝盖**——低头，将头放在垫子上，头顶尽量靠近膝盖，双手扶在膝盖两侧做支撑，臀部上下移动带动身体，按摩头顶，拉长颈椎的后侧，臀部越往上移动，伸展会越多哦！

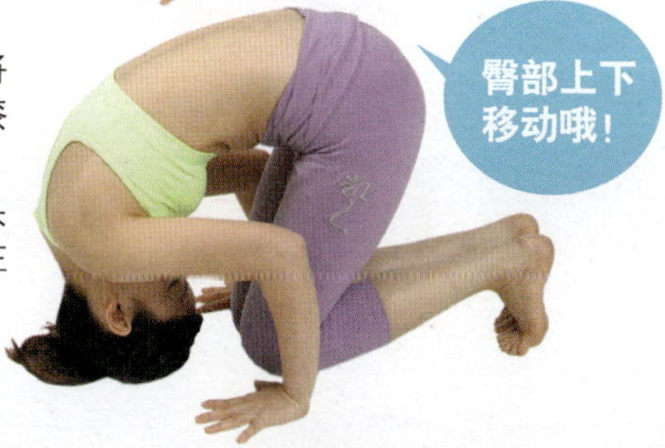

技巧

头部与膝盖的距离不要太远，勿用额头贴地，也不要用颈椎移动，这样容易受伤，同时也无法做到伸展哦！

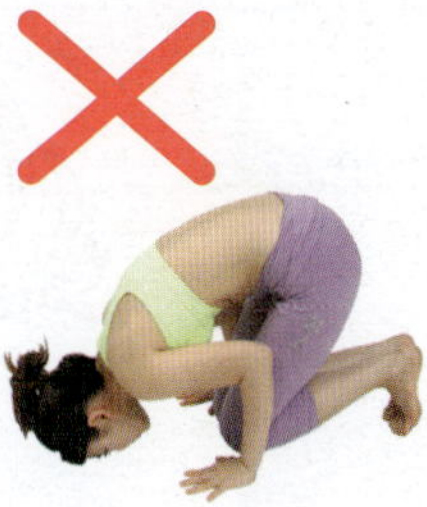

动作要点

要拉长的是颈椎后侧和背部，同时按摩头顶的百会穴，对于常常头痛的人也会很有帮助。移动时如果感觉头晕，请先稍微休息一下。如果患有高血压，请不要做这一个动作。

美臂 Arms

双手酸麻·肩关节“生锈”

> 放松肩颈肌肉

如果肩膀、颈背长期酸痛，甚至有手麻的状况发生，这时候要小心了，手麻的原因大致有两种，那就是“筋缩”与“错位”，肩颈周围的肌肉缩短、血液循环不良，压迫到手臂神经，颈椎错位压迫到神经，都是造成手麻的原因。“交通指挥”和“肩膀画圈”两种瑜伽操，能借由肩膀的转动来放松肩颈周围紧绷的肌肉，促进血液循环，缓解手麻的症状。

姿势1 交通指挥

瘦手臂

训练双手协调性

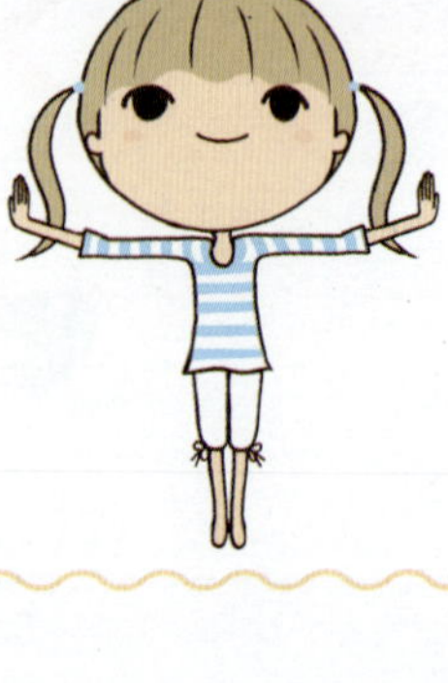

活动区域：活化肩关节和手臂旋转肌群

同步解除症状：肩胛骨膏肓痛、肩膀酸痛、肩周炎

1

∴ 稳定肩胛骨，手指尖指向天空——躺姿，双脚打开与肩膀同宽，同时踩在地板上。稳定肩胛骨，肩膀远离耳朵，双手90度弯曲，手指尖指向天空。

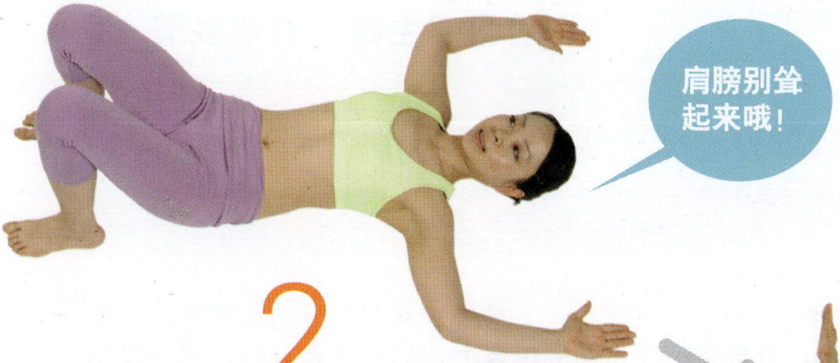

2

∴ 双手上下转动——吸气预备，嘴巴吐气，以手肘为轴心固定不动，手臂像指挥交通一样，慢慢地一上一下移动，尽量将手臂贴地；吸气，双手指天空，吐气，双手移动，上下一遍算1次，共做8次。

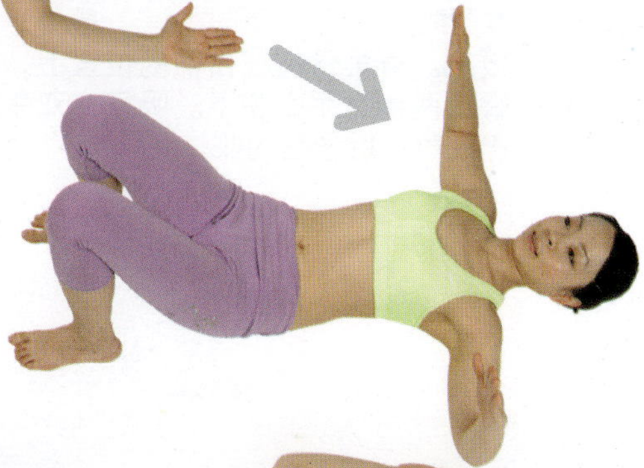

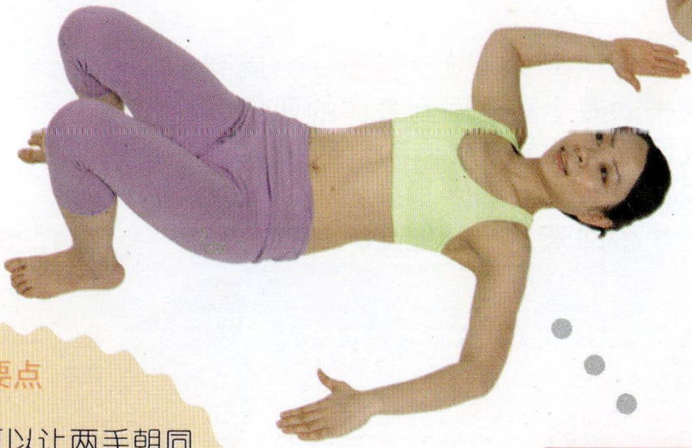

动作要点

一开始可以让两手朝同一个方向移动，再让手臂一上一下运动，还可训练协调度，训练中随时保持肩膀远离耳朵，如果有疼痛的感觉，可放慢速度。

技　巧

如果一开始手臂无法碰到地板，就停留在你可以接受的位置，不要勉强，以免肩膀耸起用力过度。

姿势2

肩膀画圈

瘦手臂

活化“生锈”的肩关节

活动区域：肩膀、肩胛骨以及斜方肌等周围的肌肉群

同步解除症状：肩膀高低、肩周炎、手臂酸痛、肩胛骨膏肓痛、手麻

1 **躺姿，双手高举过头**——躺姿，双脚打开与肩同宽踩于地板上。脊椎保持在自然的位置上，肩膀远离耳朵，双手放在臀部两侧，手心朝下。吸气，双手高举过头到耳朵旁边；嘴巴吐气，肚子往内收。

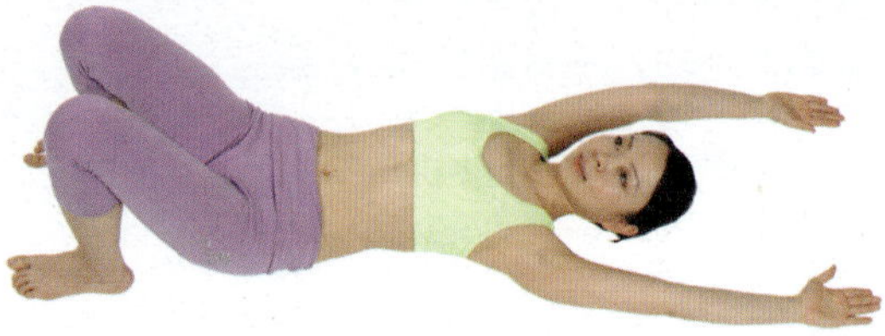

2 **稳定肩胛骨，双手画圈**——肩胛骨带动双手画圈回到身体的两侧，来回重复5次；反方向，吸气先由身体两旁画大圈到耳朵旁，吐气再将手带回来，一样重复5次。

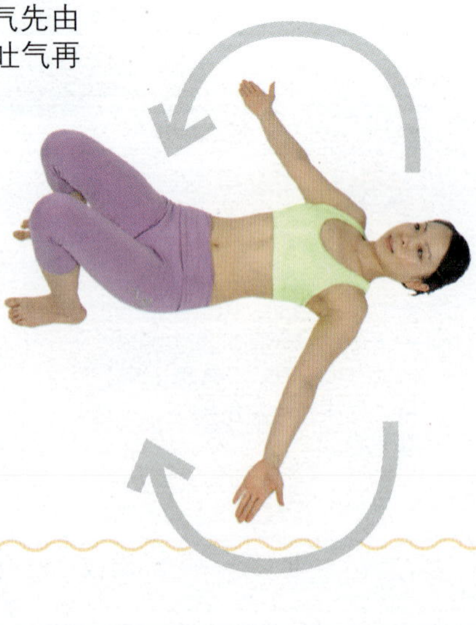

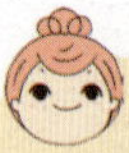

动作要点

画圈时，先稳定肩胛骨再做动作。躺着做动作时，可以感觉到是由肩胛骨来带动动作，随时要有延伸的感觉。

美背
Back

腰酸背痛·耸肩会痛

> 代谢背部肌肉的废物

背肌用力不对称，或将手重复高举，例如，刷油漆、晾衣服、清洁窗户等，都会过度地使用背阔肌，造成腰背的肌肉疲劳而腰酸背痛。肩胛骨周围的肌肉长时间处在紧绷僵硬的状态下，我们就会常常不自觉地耸肩，尤其面对压力时，更是让人无法放下那僵硬的肩膀。时间久了，肌肉代谢的废物开始堆积，疼痛也就无法解除。学会松肩、放松，让肩颈周围的气血顺畅才是上策。

姿势1

坐姿扭转

瘦小腹

拉开容易僵硬的扭转筋

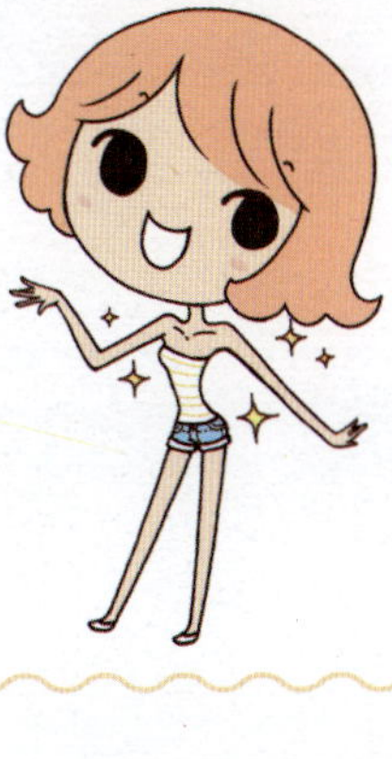

活动区域：放松头颈、肩膀、腰背的肌肉

同步解除症状：肩颈酸痛、脊椎侧弯、便秘

1 >

∴ **坐姿，右手拉高**——双脚并拢，膝盖于身体正前方弯曲，双手放在身体的两侧，吸气，右手拉高指向天空。

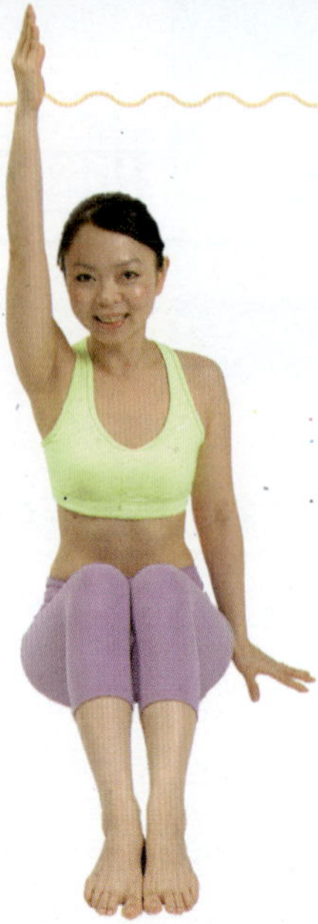

双脚弯曲90度

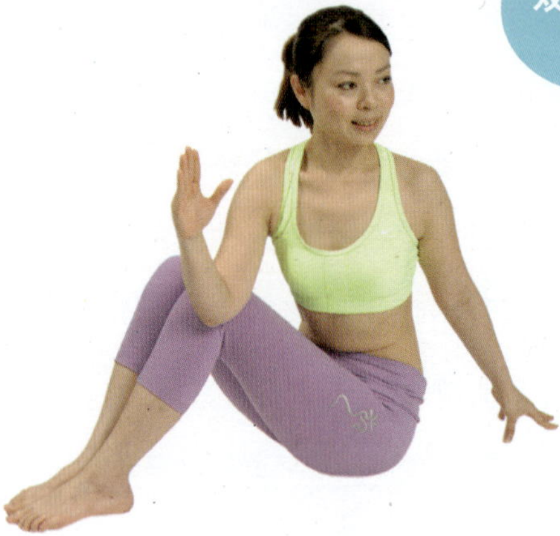

< 2

∴ **腰部往左扭转**——吐气，腰部向左转，右手弯曲，右手肘靠在左膝外侧，左手扶在臀部后方。

∨ 3

∴ **左手掌心往后贴住腰际**——接着右手抓住左脚脚踝，吸气，左肩往后转，左手掌心朝后贴在右边腰际，动作停留15个呼吸，接着再换边做动作。

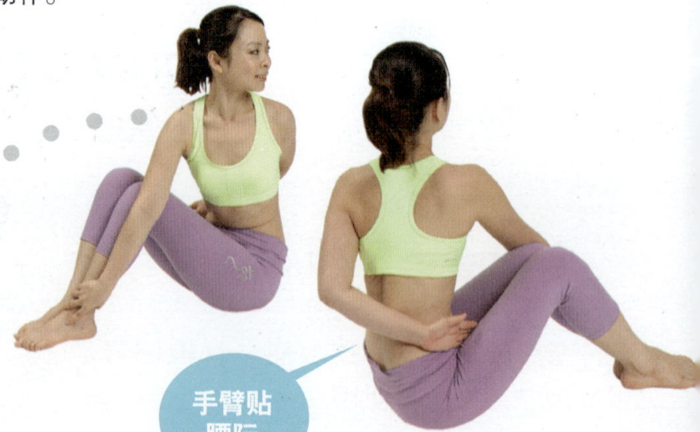

手臂贴腰际

技　巧

转动肩膀时，先转肩膀再带动腰和头一起扭转，不要只转肩膀不转腰。

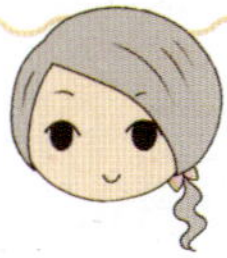

姿势2

手摸膝盖

瘦小腹

舒展僵硬的下背及脊椎

活动区域：启动核心肌群、肩胛骨周围的肌肉

同步解除症状：下背痛、腹部脂肪堆积、脊椎侧弯

1 **双手延伸指向天空**——躺姿，双脚打开与骨盆同宽，脚趾朝向正前方，双手拉高到耳朵两旁，掌心朝上；吸气，下巴微微往内收，肩膀远离耳朵，手臂延伸指向天空。

不要拱腰哦！

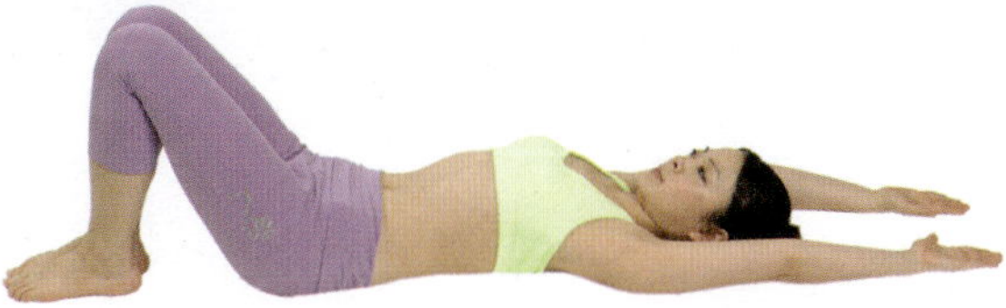

2 **双手轻轻摸膝盖**——嘴巴吐气，肚子往内收，带起上半身，双手轻轻地去摸膝盖的上方，视线看两大腿的中间，吸气停留；嘴巴吐气，再慢慢将身体回到地板上，配合呼吸动作重复8次。

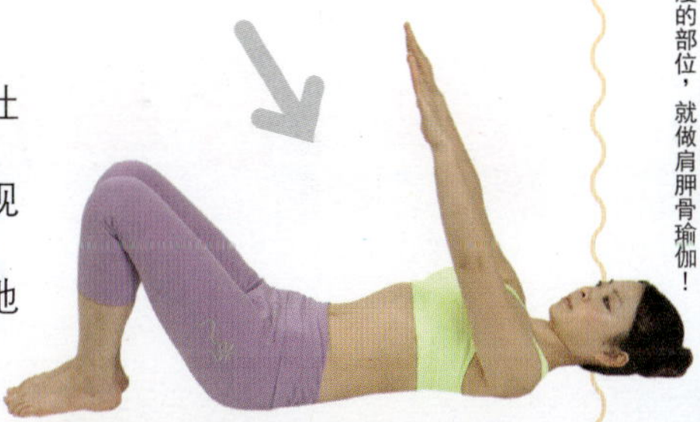

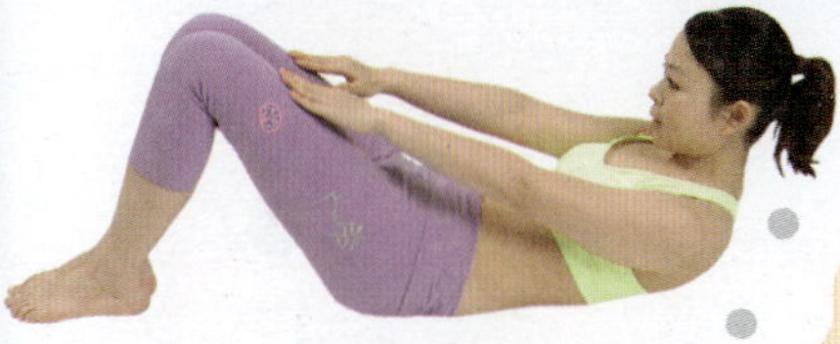

技巧

脖子不要往后仰、耸肩，否则无法启动核心肌群。

动作要点

身体要起来时，先告诉你的大脑让“胸口找肚脐”，肌肉缩短的部分会是胸口到肚脐那一段，而不是颈椎，所以颈椎都是自然放松的，手往前摸膝盖的同时，肩胛骨要稳定往下，双手往前方拉长。

美背
Back

肩胛骨膏肓痛

> 解除扰人的肩背酸痛

上班族或是计算机族常常坐在计算机前，双手持续向前敲打键盘，一坐就是好几个小时，后背的肩胛骨肌肉群因为长时间固定在同样的位置以及使用过度，一开始会先从肩膀酸痛开始，慢慢地肩胛骨内侧也开始疼痛，这也是中医常常说的“膏肓痛”，西医临床上称为“肩胛肌腱炎”。除了肩胛骨瑜伽，平日办公时也可以借由按摩来舒缓疼痛。

姿势1 合掌推手

瘦手臂

局部调整肩胛骨酸痛的情形

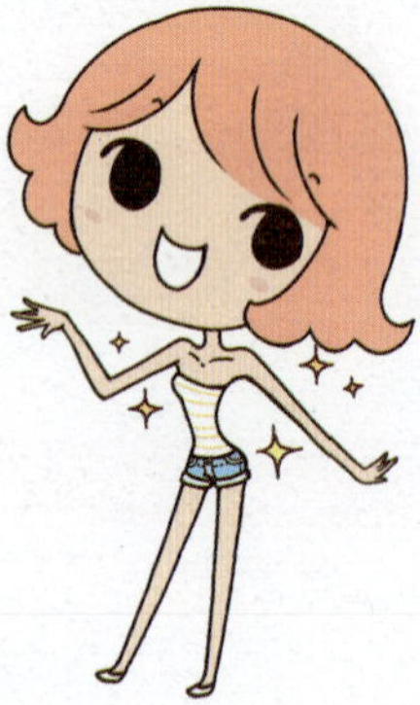

DVD示范

活动区域： 活动肩胛骨周围的肌群，增强肩胛骨肌群的力气

同步解除症状： 手麻、肩膀酸痛、背部僵硬

1 >

∴ **预备动作**——躺姿，双手合掌放在胸前。

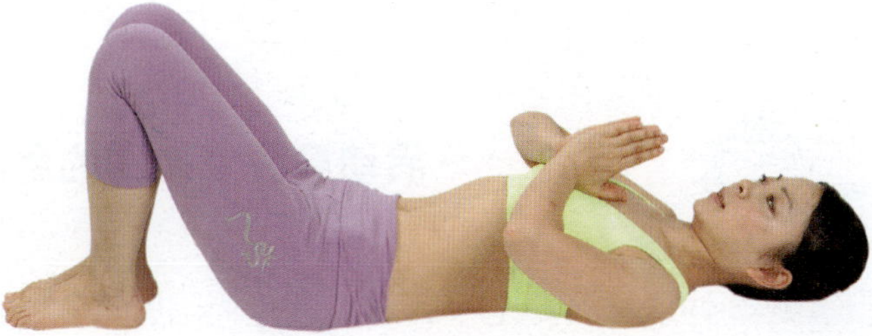

2 >

∴ **肩胛骨往中间集中**——吸气，双手手掌向中间互推，嘴巴吐气，转动肩胛骨往中间集中，将手指头朝向胸口的方向，吸气停留；吐气，慢慢地将手转回到正中央，动作重复8次。

手肘不要移动哦！

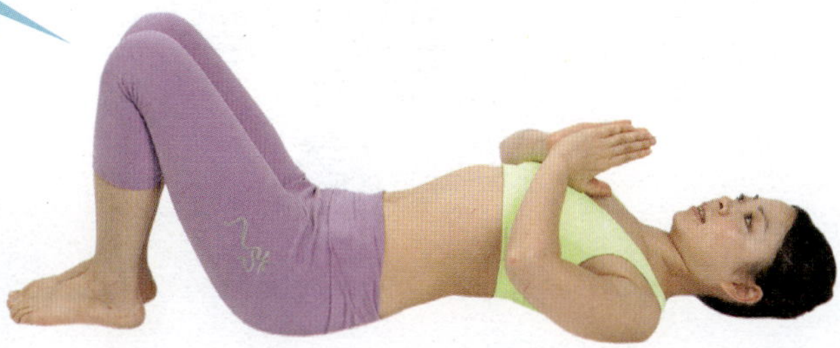

技　巧

不要耸肩，否则无法活动到肩胛骨周围。

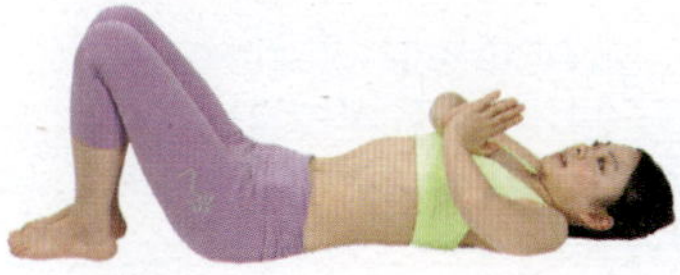

动作要点

地板有阻力，所以躺在地板上做动作可以更清楚地感觉到肩胛骨在伸展，也能提升肌肉耐力。记住手肘稳定不动，先让手心互推，再让肩膀、肩胛骨往中间夹，增加动作的完成度。

姿势 2

猫儿左右移

瘦手臂

DVD示范

启动肩胛骨周围的肌群

活动区域：伸展上背、上手臂、肩胛骨周围肌群

同步解除症状：手臂酸痛、手麻、驼背

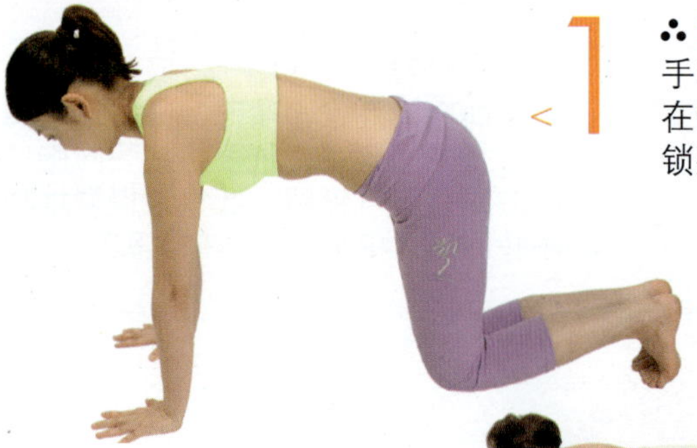

1

预备动作——四肢跪姿，手掌在肩膀的正下方，膝盖在髋关节的正下方，手肘不锁死，颈椎向正前方延伸。

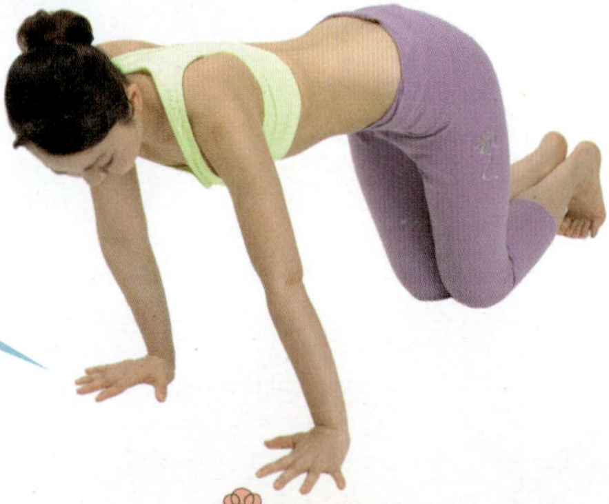

双手不要弯曲。

2

肩胛骨下沉左右移——吸气，让肩胛骨往下沉，嘴巴吐气，放松肩胛骨往中间集中；吸气，身体慢慢地向右边移动；吐气，身体回到正中间；吸气，再将身体朝左方移动。

动作要点

感觉重心位于肩胛骨的上方，身体被轻轻牵引着往左右移动，重心不要放在手腕，所以双手是不会酸痛的。

美颈 Neck

头痛·头重·颈椎骨刺

> 平衡头颈的肌肉

头颈之间的位置如果长期不正确，很容易造成颈椎椎体错位、变形、角质增生（俗称“骨刺”）等。当头部和颈部的姿势长期不正确，头颈周围的肌肉为了平衡不良的体态就无法保证血液正常循环。头痛发生的位置常常出现在两侧太阳穴或头部的后下方，这是因为肌肉过度僵硬紧张所造成的。只要适时地释放颈部压力，利用伸展、按摩或热敷，加速血液循环，就可以改善头痛及颈椎骨刺疼痛的问题。

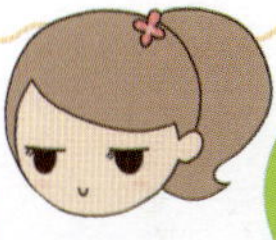

姿势1

抱头伸展

瘦小腹

放松脖子后侧的肌肉

活动区域：放松颈部、肩膀肩胛骨周围的肌群

DVD示范

同步解除症状：背部僵硬、手麻、肩胛骨膏肓痛

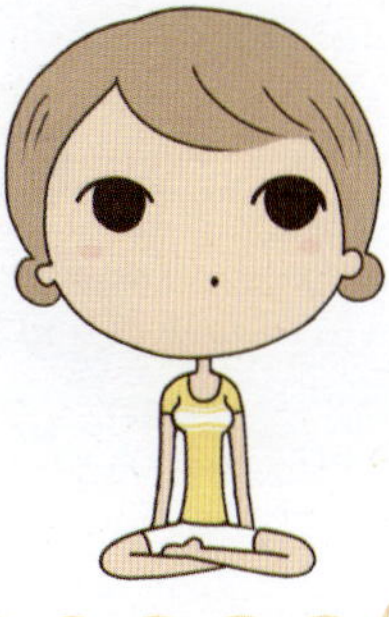

1

∴ **双手互扣放于后脑勺**——坐姿，脊椎延伸拉长，双膝并拢，弯曲90度朝正前方，双手交叉互扣放在后脑勺；吸气，打开胸口前侧，感觉脊椎原地延伸，稳定肩胛骨往下。

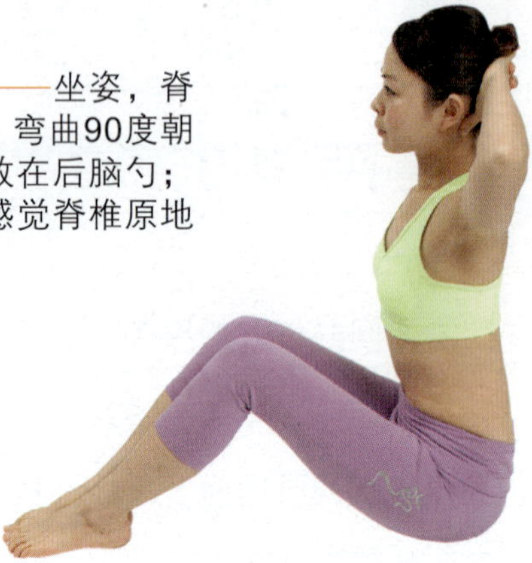

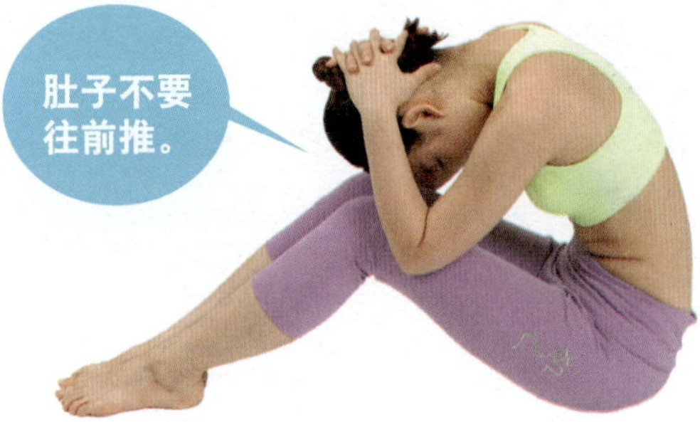

2

∴ **肚子往内收**——嘴巴吐气，低头收下巴，肚子往内收，同时两手肘向内包住耳朵，额头找膝盖，吸气，停留原地3～5个呼吸；接着脊椎一节一节地将身体卷回到坐姿，动作来回重复8次。

技　巧

抱头靠近膝盖时，肩膀不要贴住耳朵。

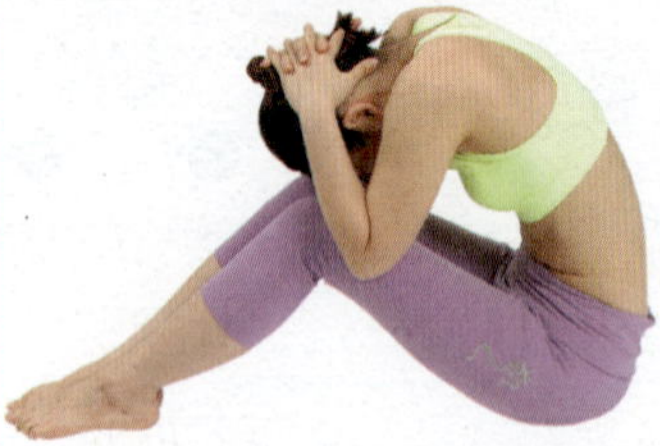

动作要点

随时感觉你的肩胛骨往下延伸，不要耸肩。如果腰酸，代表平时你的腰背活动太少，可以在臀部下方坐瑜伽砖，做动作时就会舒服很多哦！

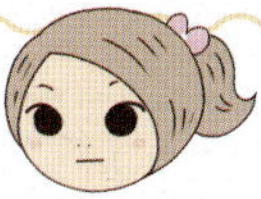

姿势2

躺姿抱头

瘦小腹

美化肩颈的线条

活动区域：放松颈部、肩部的肌肉

同步解除症状：手麻、腰酸背痛、小腹凸出

1 >

预备动作——躺姿，双脚并拢弯曲，双手抱头，手臂往内夹，手腕内侧轻轻地贴住耳朵。

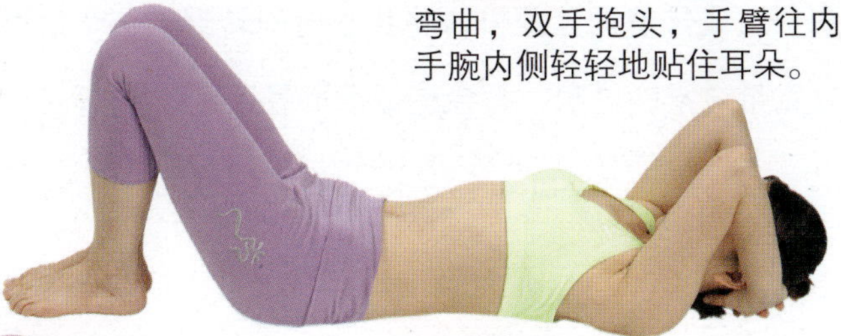

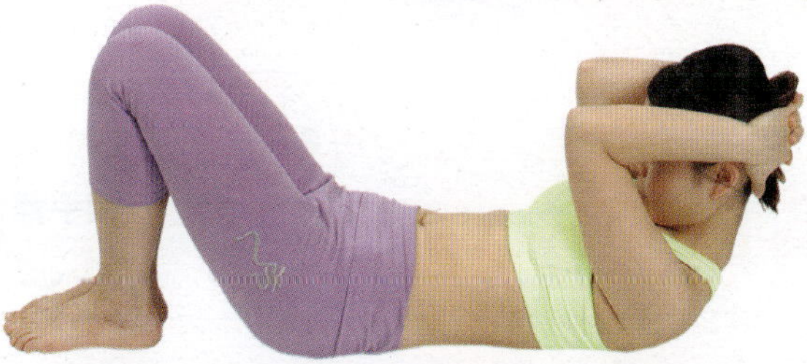

< 2

带起肩膀以上的部位——吸气，低头收下巴；吐气，肚子往内收，用腹部力量带起肩膀离开地板，腰椎及胸椎保持贴地，颈椎不要往后仰，原地停留一个呼吸；接着吐气，身体慢慢地回到地板上，动作重复10次。

技　巧

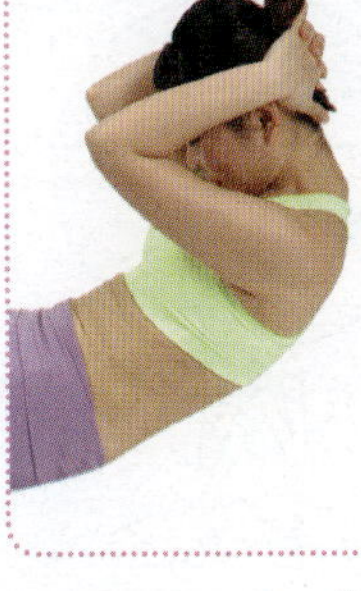

带起来的只有肩膀以上的部位，不要将整个背部都抬起来，这样无法做到伸展颈椎。下巴要保持靠近胸口，可以拉长颈椎后侧。

美背
Back

肩胛骨刺痛·下背痛

> 强化脊椎及肩胛骨

当你低头时，如果感觉肩胛骨周围疼痛，有可能是因为你的肩胛提肌在抗议！肩胛提肌一端连结在颈椎上，另一端就连接在肩胛骨内侧上缘，看名字就知道它能帮助我们把肩胛骨提起来。当你长期背过重的单肩包，或是使用计算机时将头长时间转到某一个角度，或是女生的内衣肩带过紧、过窄，都会造成肩胛骨不适或疼痛。

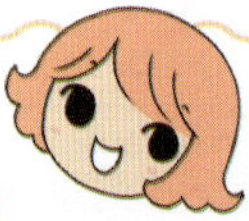

姿势1

搭帐篷

瘦手臂

舒缓放松疲乏的肩膀

DVD示范

活动区域：放松肩胛骨周围的肌肉，活化脊椎

同步解除症状：骨质疏松、肩胛骨膏肓痛、肩膀痛

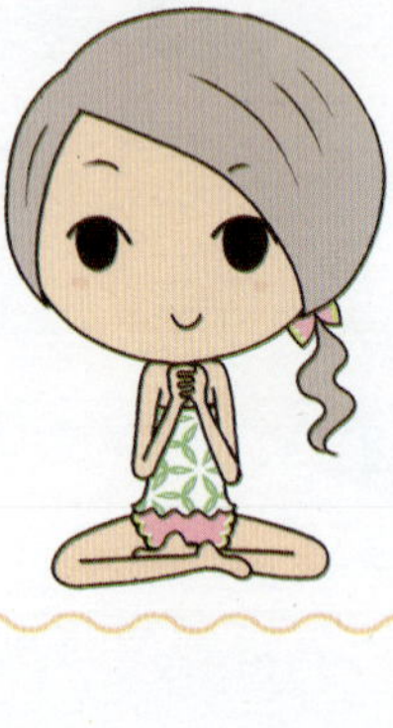

1

∴ **预备动作**——趴姿，双手打开比肩略宽，大拇指朝正前方，吸气，把身体推高。

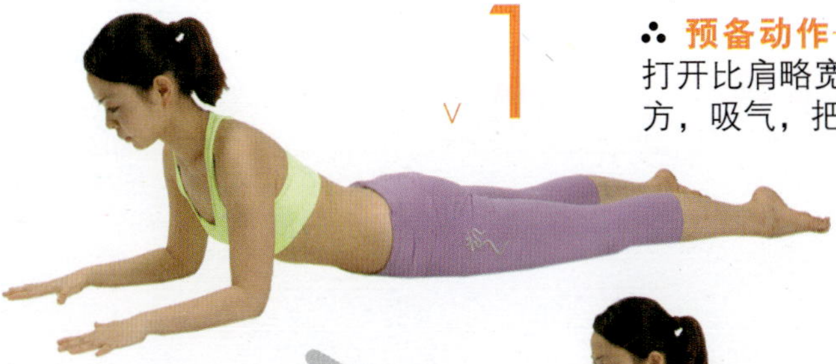

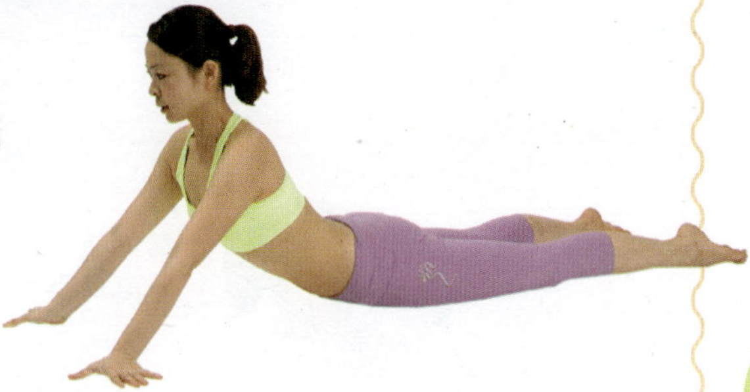

2

∴ **放松肩胛骨**——吐气时放松肩胛骨，将身体的重量放到肩胛骨上方；低头，视线看胸前，停留10个呼吸，动作来回重复3次。

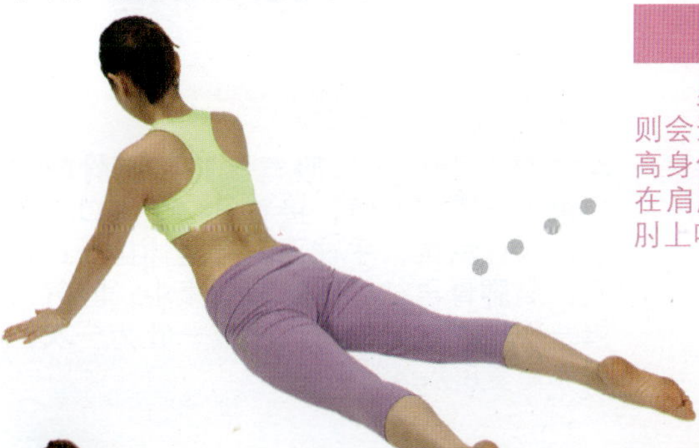

技　巧

身体不要推太高，否则会造成腰椎的压力。推高身体后，身体的重量放在肩胛骨上方，不是在手肘上哦！

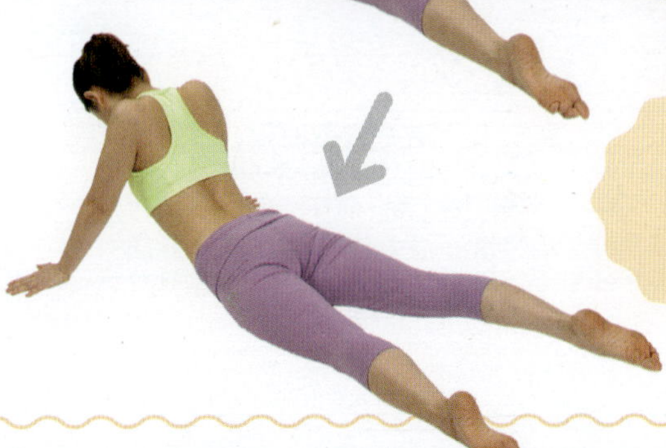

动作要点

感觉腹部前侧的肌肉被拉长是正常的现象，但是不应感到腰酸。如果觉得腰酸，可以将手肘贴地来做这个动作，一样可以放松颈部和肩胛骨。

姿势 2

握拳拉伸

瘦小腹

舒展僵硬的肩背

活动区域 伸展肩胛骨周围，伸展骨盆，活化脊椎

同步解除症状 改善骨质疏松、高低肩、腰酸背痛、下背痛

1 >

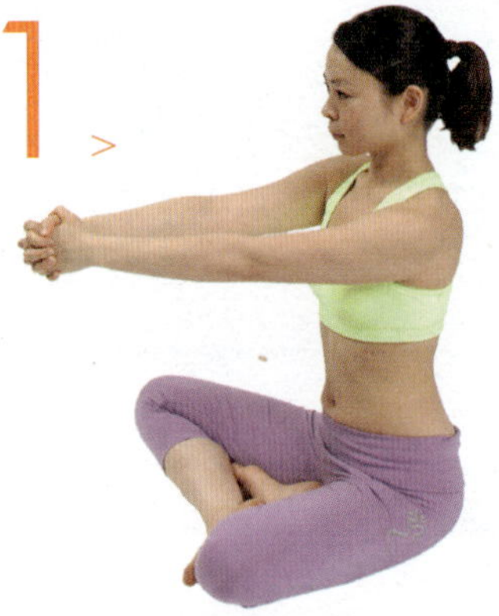

∴ **双手握拳伸直**——坐姿，双手握拳伸直与地面平行，肩膀往下压，远离耳朵。

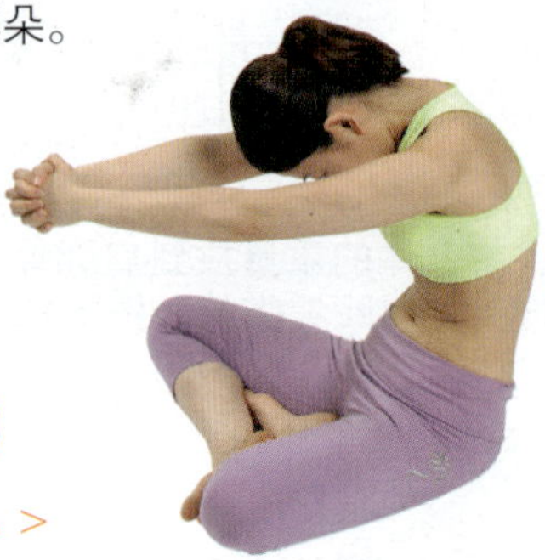

2 >

∴ **集中肩胛骨**——吸气，将肩胛骨向中间集中；嘴巴吐气，接着低头，胸口、肚子往内往后推，手往正前方延伸拉长；吸气，肩胛骨再往脊椎的方向集中；吐气，再一次地收肚子拱背。一吸一吐为一次，动作重复8次。

技 巧

不可弯曲手肘，会运动不到肩胛骨哦！

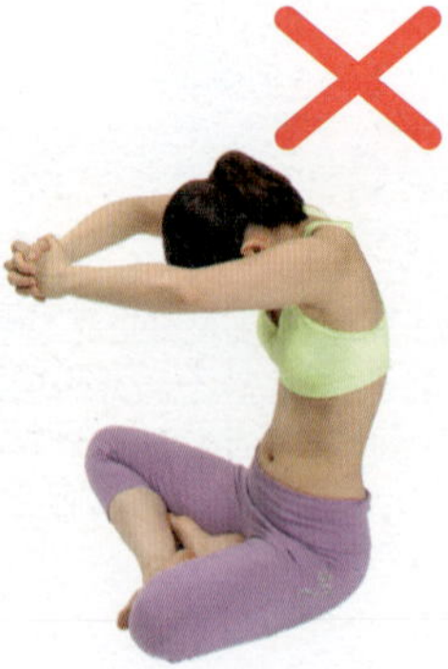

动作要点

吐气往后推的时候，感觉像有人从肚子前方揍你一拳一样，让肚子和胸口往后推，拉开肩胛骨，身体会感觉有一点点微抖。患有陈年肩痛的人，肩膀会有一点酸紧，多做几次之后会感觉肩膀特别舒畅。

Part 4

天天都是肩胛骨美人！

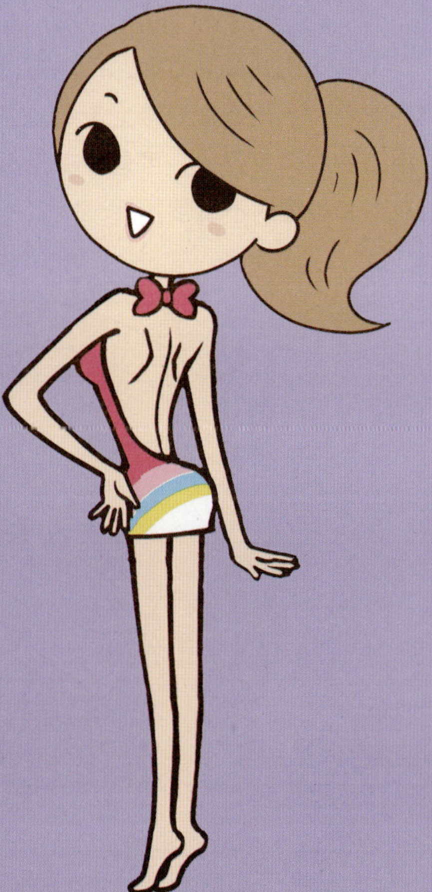

肩颈酸痛或是疲劳时，你是否会感到很沮丧？

自己在家就能进行精油按摩，让香氛及按摩放松你的肌肉，提升局部的血液循环，将淤气通通消除！

生活再忙碌也要变美！找时间去踩踩草皮，放放电吧！

我们的身上都带有静电，过多的人体静电会影响生理平衡，加上现代人每天都穿着鞋子踩在柏油路上，双脚和大地几乎绝缘。如果总是觉得身体很疲累，头晕、胸闷、烦躁、忧郁、失眠等，脱下你的鞋子，去踩踩草皮吧！

试着让肌肤接触土地，把体内过多的静电释放到大地中。每天赤脚在草地、土地或是沙滩上走走，去和大地母亲亲密接触。不要小看这小小的踩草皮行为，可是会在无形中帮助你消灭那些“来历不明”的身体和心理的不适哦！

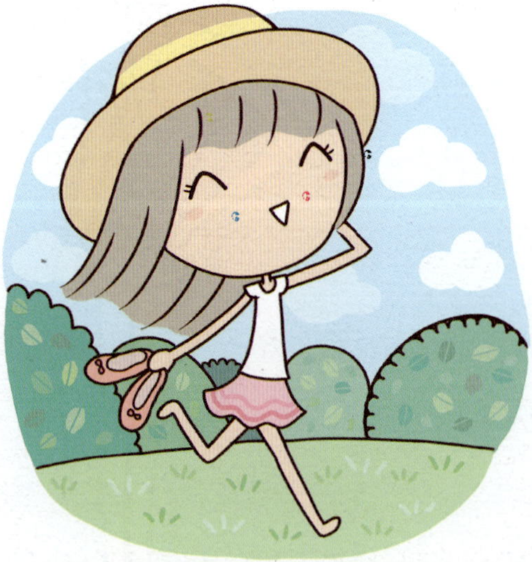

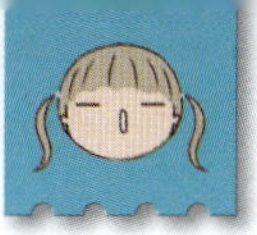

硬肩消除！赶走肩背淤气，软化肌肉！

当你肩颈酸痛或是疲劳时，是否会感到很沮丧？除了靠瑜伽来放松忙碌的心情外，平时我也会进行几招简单的按摩，放松紧张僵硬的肌肉，更加有效地赶走体内的淤气，提升局部的血液循环。在这里介绍几招自我研发且非常简单的按摩手法，无论何时何地，自己就能享受SPA（养生水疗）级按摩，从而改善酸痛、消除疲劳，同时加速软化硬肩膀。

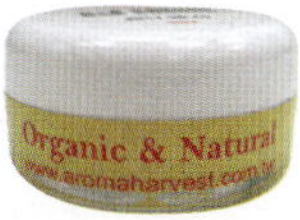

按摩时搭配精油或是香膏都是很不错的选择，小小的香膏携带便利，擦在肩颈、太阳穴等部位，给身体做一次舒适的按摩。

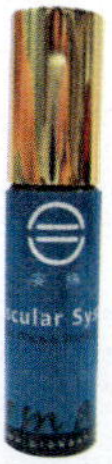

你也可以选择滚珠精油，滚珠的设计可以加重按摩的力道。选择薄荷、柠檬香茅、姜、罗勒、黑胡椒等精油，都有很不错的疗愈效果。

开始!

低头捏颈　放松颈部后侧

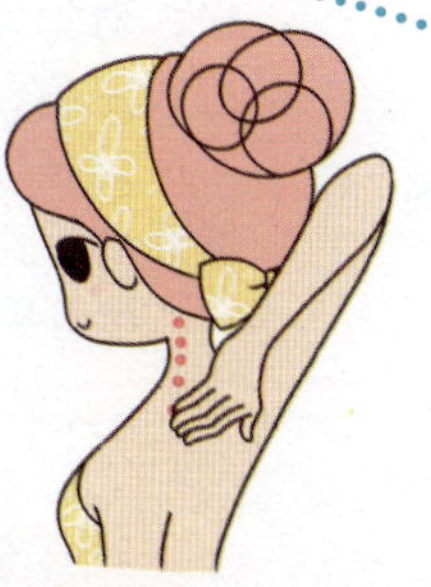

∴ 首先将身体坐直，低头看肚脐的方向，将精油涂抹在颈部后侧，四指合并，从头的根部往肩膀方向，由上往下连续按压五次后换边；接着可以拿刮痧棒或是用精油瓶底部，由上往下像梳头一样轻刮颈部后侧，不需要太用力，重复15～20次后换边。

SPA疗愈重点

颈部后侧僵硬会造成头痛、肩颈酸痛、手麻等问题，利用指腹来按摩放松颈部两侧的肌肉，放松肩颈之余，更可以有效地舒缓眼压。

开始!

指腹揉肩　软化两肩的硬肌肉

∴身体坐直，将精油涂抹在颈部和肩膀，双手反转或交叉握在肩膀上方，用指腹从颈部到肩峰来回揉捏，重复5～10次左右。

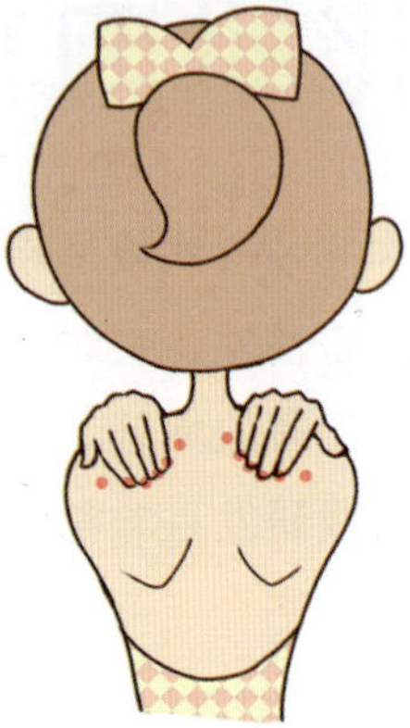

SPA疗愈重点

顺着肌肉的纹路，由颈部到肩峰来回的捏揉，在感觉比较硬的区域多做指腹的加压停留，帮助促进血液循环，加快代谢排出堆积的毒素和乳酸。

开始!

握拳滑肩　疏通肩颈的淋巴结

∴先在颈部涂抹精油或乳液，将右手握拳放在左耳下方的颈部，左手握住右手肘，右肩放松，勿耸肩。头部往右侧倒，拉长左肩，用拳头关节或精油瓶底轻轻地从颈部往肩峰的位置滑动，由上往下，不需要来回，接着再换边按摩。

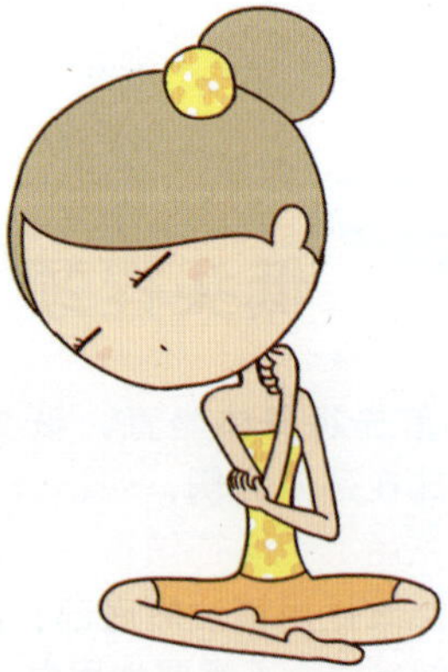

SPA疗愈重点

用手指关节由上往下顺着肌肉的走向来做肩颈深层的放松。另一手扶住手肘，可以支撑身体，避免对侧肩颈造成不必要的压力。

开始!

揉捏腋下淋巴 消除副乳和“拜拜袖”

∴身体坐直，左手弯曲，手掌摸在后脑勺与颈部连接处，手肘朝正上方，将精油涂抹在手臂内侧到腋下的地方。四只手指并拢放在腋下外侧，大拇指放在腋窝处，深深地往内按压时会摸到一大条硬硬的筋膜，用大拇指画圈的方式，揉捏放松腋下的筋膜和淋巴。

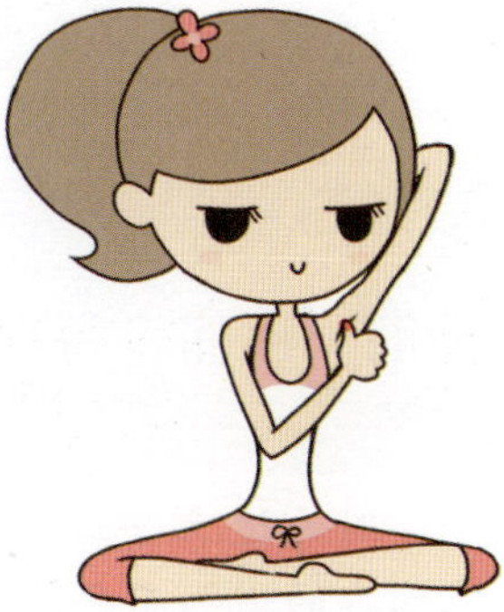

SPA疗愈重点

也可以用刮痧棒或精油瓶底来代替双手。腋窝处有大量筋膜，是美化胸型、紧实手臂的重要区域。

开始!

转肩画圈 改善虎背·活络肩胛骨

∴身体坐直，右手握拳往后靠在腰上，左手掌放到右边肩胛骨的上缘，指腹放在肩胛骨的内侧边缘，将肩胛骨往两边向下稳定，不要耸肩。慢慢地将右肩由前往后转5圈，再由后往前转5圈，转动时，指腹也跟着移动加压，可帮助深层按摩到肩胛骨膏肓处。

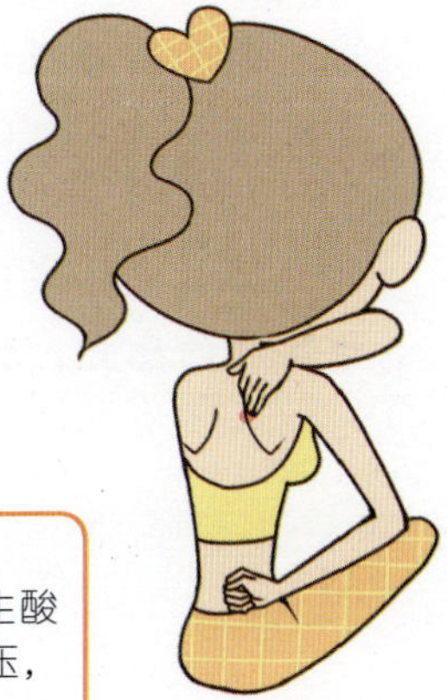

SPA疗愈重点

肩胛骨在身体的正后方，是一处容易产生酸痛，但自己却很难按摩到的部位。一手定点加压，再利用肩胛骨的转动来达到自我按摩的效果。

真的很好！学员们的真心分享！

抽筋、疼痛、每况愈下的身体都有所改善了

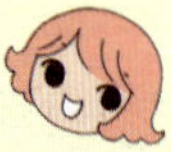

因为迷上垒球，我被拉进垒球队担任投手，右肩随着投球频率的增加而每况愈下，我必须勤跑中医推拿、针灸才能舒缓疼痛。后来我加入公司的垒球社团，右肩的问题就变本加厉了。因为运动中心倒闭，我失去了训练的场所，投球成绩亦遭遇到瓶颈，经常投不进好球或失分。后来听说职业棒球员通过普拉提斯训练核心肌群，增加投球的协调性，于是经由内人的带领开始接触瑜伽提斯。

借由瑜伽提斯的训练，我慢慢感觉到了身体的进步……虽然离软Q还很遥远，但是以往做不到的动作，经由不断地练习，慢慢可以做到了；以往长程（单日一百公里）骑脚踏车中途发生抽筋的状况不再发生了；投球控球不稳及屡屡失分的状况，因为练习投球次数的增加而慢慢改善了，并且有明显的进步；投完球后，右肩抬不起来及上中医诊所的频率不增反减了；运动后乳酸堆积的感觉还可借由伸展而排除。可以这么说，当初为了让垒球成绩进步开启了我的瑜伽之路；现在为了维持这样柔软的感觉，我上瑜伽课的频率又增加了。

豆子（40岁♂·服务业）

身体与心灵同时都得到放松，仿佛与世隔绝

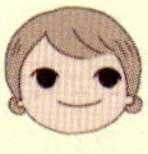

之所以开始接触瑜伽，是为了改善长久以来的肩颈酸痛及腰酸背痛，借着精油按摩放松紧张的肌肉，加上适度的伸展，很快地便觉得肩颈与腰背的酸痛获得了舒缓，接着驼背的坏习惯也在不知不觉中有了改善。羽暄老师在上课时也常常提醒同学们日常生活的正确站姿、坐姿与使用计算机的姿势，所以瑜伽课学到的不只是瑜伽！

老师上课时常说，每个人的身体状况不同，能做到的程度也不同，真正能伸展到应该伸展的地方，比外在形式重要，我想这也是瑜伽精神之所在。除了身体，心灵同时也得到了放松！每当走进瑜伽教室，所有的烦恼都随之远离，整个人沉浸在精油的香氛中，而身体也在舒缓的音乐中尽情伸展，仿佛与世隔绝般，课程结束时又回到了人世。现在，每星期最期待的就是瑜伽课。

雅真（37岁♀·上班族）

通过简单的逆向伸展，肩膀终于有了放松的机会

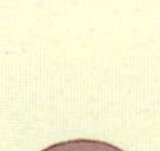

去年因为职务调动，接下计算机展的工作，每天熬夜窝在计算机前制作展览相关的文宣品。有天忽然发现自己肩膀发麻，从手腕关节到手指都感到疼痛，搭公交车上班的时候，手

臂根本抬不起来拉吊环。唉！我也赶上计算机族的流行病，得了所谓的“鼠标手”。痛归痛，工作还是要做，展览还是要继续，但是痛不解决，可没力气进行下去呀！没关系，上瑜伽课的时候，去跟老师哭一下好了。于是……

老师：亲爱的大家，今天都还好吧？

谈雅：老师，我不好，我肩膀废了，手麻麻的……

老师：那今天帮大家多加强肩膀的练习吧！

每天在计算机前工作的我们，肩膀的肌肉固定在向前的状态，而在老师的带领下，通过简单的逆向伸展，肌肉终于有了放松的机会，无论是肩膀无力，腰酸背痛或是膝盖活动不畅，在瑜伽垫上通过简单的伸展及呼吸，都能获得有效的舒缓。因此就算我工作再忙，一周至少也要做一次瑜伽！

谈雅（♀·营销企划）

瑜伽并不神奇，只是我们一直忽略了它的好！

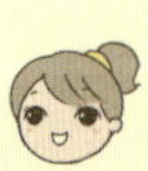

爱上瑜伽的理由很单纯，因为亲身体验过它的好！由于工作时长期使用计算机，这种固定的姿势不知不觉地耗损着自己的右手，突然有天，右手举起时感到剧烈疼痛，甚至无法举起，这才惊觉事情的严重性！做了两个星期的中医推拿，情况似乎有所好转，但手仍会隐隐作痛，有时还是无法举起，当时真的感到无奈彷徨，甚至恐慌。因为手疼，所以不敢去做瑜伽，没想到这是天大的误会！

就在老师的指导下，利用自身力量拉筋伸展，为自己的身体推拿。六十分钟的课程结束后，我惊觉，我的手竟能旋转自如！哈！这让我更困惑，为何瑜伽可以有如此神速的自愈力量？

自小我就是个筋骨极硬的人，但现在，在每一次的瑜伽体验中，我更懂得关心、尊重自己的身体。并不是要做到多难的动作，也不是要急着去达到某一程度。即使是简易的动作，在每某某一次的呼吸伸展中，感觉有一股舒缓、疏通筋络的力量流过身体……原来，瑜伽并不神奇，只是我们一直忽略了它的好！

NINA（♀·服装设计）

享受每一次和身体亲密对话的时光

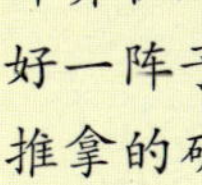

“老师，我右手举不起来哎！”这句话是我第一次上瑜伽课时对羽暄老师说的话。因为长时间操作计算机加上紧绷的工作状态，右手无法举起的情况已经持续了好一阵子。中医推拿是我第一个能想到的救星，每周1～3次的推拿的确让我获得了瞬间的肌肉放松。但是这困扰仍然不离不弃地跟随着我！直到我和瑜伽第一次的接触，对羽暄老师发出了求救讯号，它才与我渐行渐远。

下课后，老师总会帮助我运用自体疗愈的方式处理这困扰我很久的问题，利用身体的重量及肢体适当的扭转动，我明显感受到肌肉的伸展和放松。我这才发现，瑜伽原来是一项这样生活化的运动！接下来的日子，若感觉右手不适，我就会在家自进练瑜伽，告诉我自己的身体："请原谅我，我会好好疼爱你！"

以前，我总认为瑜伽不适合我，因为性格坚持快、狠、准的我无法接受慢吞吞的动作，所以一直不愿意进入瑜伽的世界。但一次因为好朋友的邀请抱着好奇心和玩玩的心态来到教室认识了老师，有了第一次与身体近距离的对话后，我竟开始爱上它。虽然，我可能是学员中肢体最僵硬的一位，但是在这个空间里，没有好坏之分，没有阶级之分，更没有不好意思或害怕被取笑的担忧，只有重新爱自己的愉悦和香汗淋漓的畅快！现在我虽然还是离"软Q"有一段不小的距离，但是我仍非常享受每段与身体亲密对话的甜蜜时光。

Sharon（♀·营销经理）

释出身体负能量，得到清新的解放

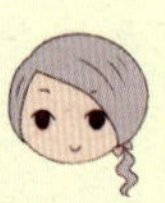

有很长一段时间，我一直处于加班及工作的压力下，只能在假日时安排些户外踏青的活动，来放松头脑，不想事情。可

是在平日星期一到星期五的生活里，心情总是处于一种极度的紧张状态，肩颈疼痛一天比一天严重，我还以为这是老化的正常现象。就在家人爱心的呼唤下，我开始在下班后抽出一天来到瑜伽教室，体验那深沉的呼吸，以及一次一次慢慢拉开那平常不注意且不太运动的手与肩所带来的新奇感受。

渐渐地，每次运动后，我都能得到良好安稳的睡眠，并感觉到暗藏在身体里的负能量不断地释放，得到清新的解放。从每周一堂课增加到每周两堂课，从静坐冥想，到四足跪姿，再到一次一次静静扭转到身体深层的地方，工作上的疲倦及沉重，在短短几个星期里化成酸酸痛痛，随汗水排出，让我在第二天早上仿佛带着新生的身体，积极面对工作上的挑战。遇到困难，感到紧张时，放慢呼吸；面对压力时，扭转深呼吸；对于生活上发生的事以平静的心态面对，不再毛毛躁躁，爱上这酸痛的感觉。从接触瑜伽到现在不知不觉就要三年了，我还是不想放弃它。

美之（♀·进出口贸易）

瑜伽让我回到那个瘦下来的自己

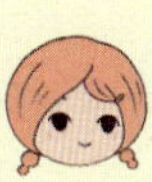

其实我不懂瑜伽是什么，以前的我认为瑜伽的最高境界就是像印度大师一样飘在半空中打坐。认识瑜伽是从跳有氧操开始，为了让自己达到塑身的效果，每日上完有氧操课后，再继续上一

堂瑜伽课，如此下来我瘦了7公斤，这时的我已经在虎尾（位于台湾省云林县）出差了三个月。有氧操以及瑜伽可以让我通过流汗保持体态，更重要的是整个人释放出压力，身体也愈来愈轻松。

回到台北后，我也离开了瑜伽，当然我的体重也回来了。嘻！看着我的体重随着压力愈来愈重，小腿愈来愈肿，肩膀愈来愈紧，我再也坐不住了。于是我开始在公司附近找瑜伽教室，忍痛付了半年的学费，试着上不同老师的瑜伽课程。

直到我遇到了羽暄老师……我告诉她我的难处及身体肌肉超级僵硬的困扰，她建议我从阴瑜伽开始，放松自己，听自己的呼吸，看自己的身体，不用比较，每一个人能到达的位置都是不同的，哪怕一点点的移动也会有效果，等身体适应了，舒服了，再加强一点点，膝盖不能痛，痛了就调整回来，酸酸痛痛麻麻是正常的，但是不能到痛得不舒服，让身体有所排斥和反感。就是这样的关心以及叮咛，让我重新了解了瑜伽，我无法具体地描述瑜伽是什么，但她在我的身体里，每一次都能让我深切地感受到，不需要靠按摩就能感受到身体酸酸紧紧的地方在一点一点地放松。

虽然每天的工作压力都会让我的身体回到原点，但是一周两次的瑜伽课，是我最放松的时刻，尤其现在又有我超爱的骨盆调整课，不用减肥，通过课程就能让我的臀围慢慢缩小回归本位，羽暄老师真有你的，您真行！

明珍（♀·上班族）

让卡住的身体和想法都豁然开朗了

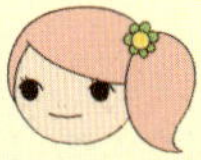

不喜欢游泳，球类的运动又要呼朋引伴，受限于别人。所以最后我选择去学习瑜伽，但是我牢记在心的是一定要小心避免因为学习瑜伽而造成的伤害。幸运的是，在我学习之初遇到了几位温和而循序渐进的老师，特别是羽暄老师，我跟她学习了瑜伽跟普拉提斯。我觉得普拉提斯对瑜伽的学习绝对是有帮助的。以下就把我的一些学习感受与大家分享：

1.对于初学者而言，应该先从各种途径了解学习瑜伽应注意的事项。

2.不贪多、不求快，效果是时间累积出来的。初学者应让身体去适应种种转变，例如初学时的肌肉酸痛。

3.自己跟自己比较，因为每个人的身体不同，对同一个看起来简单的动作，每个人做起来却有不同的反应与感觉，这也是瑜伽的特殊之处。

4.通过练习瑜伽，可以让我们身体阻塞的地方（我指的是筋络上的）渐渐地疏通，从而得到舒畅的感受；不但如此，练习瑜伽也可以让我们一些卡住的想法豁然开朗，让我们的心更柔软。当我们有一颗柔软的心时，不容易受伤，也不会伤到别人。

以上是我个人一些简单的心得，希望对读者有所帮助。

瑜伽真的是一种很好的“修炼”，它并不是只停留在运动的层面，也不是只有在心灵的层面，我觉得它是身体与心灵结合起来的一种练习，希望大家都能学习，也希望大家都能体验到它的好处。

淑敏（♀·牙医）

手部发麻及“喀啦”声现象消失，是我最大的收获

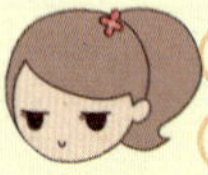

淡淡的精油香，配合着老师爽朗的笑声，与羽暄老师的邂逅是件很棒的事情。跟着老师从普拉提斯、瑜伽、香气提斯到骨盆调整、拉筋瑜伽课，每个课程都有着不同的吸引力。普拉提斯、瑜伽及香气提斯，除了能促进新陈代谢，还能顺便雕塑身型，使体态更好，在每一次的呼吸与身体律动后，能让更深层的肌肉动起来，同时亦能改善我常手脚冰冷的症状。

尤其变成上班族后，因为长时间坐着办公，导致小腿水肿、肩颈或腰部酸痛，甚至因长时间使用计算机而造成的手部发麻现象，都从课程中渐渐地得到了改善，也让我爱上了老师的课。

我永远忘不了第一次上骨盆调整课时，听到自己膝盖发出“喀啦、喀啦”声，像有很多虫在蠕动，连自己都吓了一跳，但上完课后，就再也没有那种感觉了。

羽暄是个很细心的老师，上课时她会依照每个人的不同症状去调整所能做到的程度，虽然在课堂上，有时像在复健一样，大家常是“五花大绑”，可是却能让平时紧绷的神经与肌肉得到良好的放松。从开始跟着老师学习，老师就常说要学习如何让自己的身体与环境共处，在一次次的学习中，感受到自己身体的放松与身形的改变，就是课程给我最大的吸引力。

秋香（♀·上班族）

慢性肩颈僵痛和胸椎侧弯问题慢慢得到改善

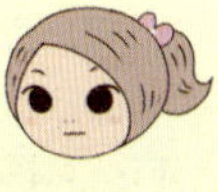

“疼痛是最好的导师”，羽暄这句话一直烙印在我心里，开始学习或许迫于无奈，困而学之，却发现了新的风景。

十几年了，因为长期从事计算机绘图工作，加上胸椎侧弯，我忍受着慢性肩颈僵痛。不要轻视这小小的僵痛，它能引发一连串貌似毫无关联的症状：心悸、眩晕、胸闷、腹痛、耳鸣、失眠，让你在医院各科间疲于奔命。

之前上过一些瑜伽课，勉强分得清“哈根达斯”和“普拉提斯”的差异，但摸索的进度是缓慢的，直到遇到羽暄老师。令人惊异的是她能直指学员在姿势及动作上的错误，一再以无尽的耐心指导每个人的动作。下课后不是急着赶场，而是乐于回答学员遇到的疑难问题。显现瑜伽人温暖热情的风范，使上课变成一件乐事。身心探索的长路上，你真的需要个好导师，因为看起来再简单素朴的动作，其中均有无尽的细节，能否做得准确到位，适合自己，唯有过来人可以给你最适当确切的建议。

ISSAC（♀·企划）

图书在版编目（CIP）数据

瘦手臂的香肩美人瑜伽操 /（中国台湾）羽　暄著 .
—长春：吉林摄影出版社，2011.12
ISBN 978-7-5498-0887-8

Ⅰ .①瘦…　Ⅱ .①羽…　Ⅲ .①肩—瑜伽—减肥—基本知识　Ⅳ .① R214

中国版本图书馆 CIP 数据核字（2011）第 249848 号

本著作通过四川一览文化传播广告有限公司代理，
由中国台湾采实文化事业有限公司授权出版中文简体字版。

著作权合同登记号：图字 07-2011-3459 号

瘦手臂的香肩美人瑜伽操

Shou Shoubi de Xiangjian Meiren Yujia Cao

著　　者　（中国台湾）羽　暄
出 版 人　孙洪军
策　　划　北京今日今中图书销售中心
责任编辑　李　彬　周宇恒
封面设计　北京今日今中图书销售中心
开　　本　145mm×210mm　1/32
字　　数　110 千字
印　　张　4.5
印　　数　1—8000 册
版　　次　2012 年 1 月第 1 版
印　　次　2012 年 1 月第 1 次印刷

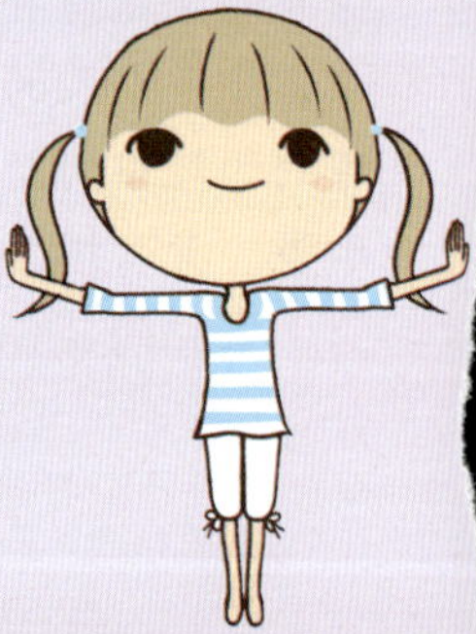

出　　版　吉林出版集团
　　　　　吉林摄影出版社
地　　址　长春市泰来街 1825 号
　　　　　邮编：130062
电　　话　总编办：0431-86012616
　　　　　发行科：0431-86012602
印　　刷　北京市海淀区四季青印刷厂

ISBN 978-7-5498-0887-8　　定价：25.00 元

提示：谨慎模仿书中高难度动作，特别是妊娠期、康复期、高龄人士及生长发育期的青少年，请在专业人士指导下进行。